Hans-Günter Berner

BLACKOUT PASSÉ

**Mit Nährstoffen zu optimaler
Konzentration und Leistungsfähigkeit**

PROMEDiCO

CIP-Einheitsaufnahme der Deutschen Bibliothek:

Berner, Hans-Günter:
Blackout passé – Mit Nährstoffen zu optimaler Konzentration
und Leistungsfähigkeit/Hans-Günter Berner. – 2. komplett überarb. Aufl. – Hamburg:
Promedico-Verl., 2001.
ISBN 3-932516-10-9

© 1998 Promedico-Verlag
für Wissenschaft und Medizin mbH, Hamburg.
2. Auflage Januar 2001.

Lektorat: Marion Meiners, Jutta Heinze (verantw.)
Illustration: J. Brügmann, Hamburg
Umschlaggestaltung, Layout und Satz: Rebecca von Bargen, Hamburg

Druck und Verarbeitung: Norddruck Neumann KG, Kiel

Gedruckt auf chlorfrei gebleichtem Papier.

Printed in Germany
ISBN 3-932516-10-9

Wichtiger Hinweis:

Die Medizin und Ernährungswissenschaft unterliegen ständigem Wandel und
Weiterentwicklungen. Der Autor hat große Sorgfalt darauf verwendet, dass alle
Angaben dem derzeitigen Wissensstand entsprechen. Das gilt insbesondere für
Angaben zur Behandlung und medikamentösen Therapie. Das entbindet den Benutzer
nicht, die Angaben anhand des Beipackzettels verwendeter Präparate und ggf. unter
Zuziehung eines Spezialisten kritisch zu überprüfen. Jede Medikamentengabe
und/oder Dosierung erfolgt ausschließlich auf Gefahr des Anwenders.

Gebrauchsnamen, Handelsnamen, Warenzeichen oder ähnliches, die in diesem Buch
ohne besondere Kennzeichnung aufgeführt sind, berechtigen nicht zu der Annahme,
dass sie ohne weiteres von jedem benutzt werden dürfen.

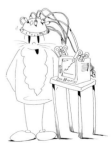

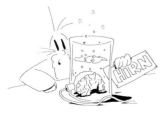

EDITORIAL

Anfang der neunziger Jahre rief der damalige amerikanische Präsident George Bush die kommende Dekade als die „decade of the brain" aus – zum Jahrzehnt des Gehirns. Seitdem beschäftigen sich weltweit mehr als 20.000 Forscher allein mit einer einzigen Sache: Sie versuchen, ihr eigenes Gehirn zu verstehen.

Heute, zu Beginn des dritten Jahrtausends, sind die Forscher schon einige Riesenschritte weiter:

– Sie haben auf der Festplatte im Kopf die Regionen geortet, in denen beispielsweise die Steuerzentren für Verstand und Gedächtnis, für Fröhlichkeit und Trauer, für Sprache und für Gesellligkeit wohnen.

– Sie kennen die meisten Vernetzungen, über die unsere Gehirn-Module miteinander verschaltet sind – und sie wissen auch, dass zwischen Hormonen, Immunzellen und unserem Gehirn regelmäßig Datenpakete hin- und hergeschickt werden.

– Sie haben endlich bewiesen: Alter schützt vor Klugheit nicht. Auch mit achtzig können noch neue Gehirnzellen nachwachsen.

20.000 Forscher grübeln weltweit über ihr eigenes Gehirn nach.

Zugegeben, trotz aller schlauen Erkenntnisse stellt die etwa drei Pfund schwere, graue Schwabbelmasse aus Kohlenhydraten und Eiweiß bis heute noch die klügsten Anatomen, Molekularbiologen, Biochemiker und Physiologen immer wieder vor alte und neue Rätsel.

Warum essen manche Menschen lieber süß, andere lieber sauer und salzig? Warum gibt es starke Charak-

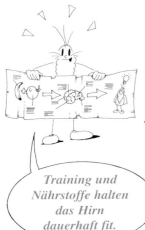

Training und Nährstoffe halten das Hirn dauerhaft fit.

tere und schwache? Was macht jeden Menschen zu einem einzigartigen Individuum? Darauf wissen die klügsten Forscher der Welt bis heute ebenso wenig eine Antwort wie auf die Fragen, warum wir bei einem Film lachen oder weinen müssen, warum wir beim Stichwort „the brain" automatisch an TV-Containerbewohner Slatko („Wer ist Shakespeare?") denken müssen oder weshalb uns bei den Informationen „rund, grün, knackig, süß, saftig" gleich ein Apfel einfällt.

Bis zur Entschlüsselung aller geheimnisvollen biochemischen Vorgänge im Großunternehmen Mensch wird sicherlich noch einige Zeit vergehen – wenn es der Wissenschaft überhaupt je gelingt.

Lassen Sie sich jetzt aber bloß nicht verunsichern. Denn die gute Nachricht lautet: Dank der weltweiten intensiven Hirn- und Stoffwechselforschung wissen wir heute viel besser, wie sich unser Gehirn zu Höchstleistungen „tunen" lässt und wie man eine optimale Hirnfunktion auch bis ins hohe Alter erhalten kann.

Dafür gelten drei goldene Regeln: 1. Wer sein Gehirn regelmäßig trainiert, bleibt auch mit achtzig noch geistig fit. 2. Wer seine Denkzentrale ausreichend mit den richtigen Nährstoffen versorgt, liefert ihr lebenslang Power und schützt sie vor Krankheiten. 3. Wer sich genügend bewegt, hält die Versorgungswege zu den grauen Zellen des Gehirns frei und sorgt dafür, dass ihnen der nötige Treibstoff nicht ausgeht.

Das heißt praktisch: Schon heute können Sie viel tun, um ihr Gehirn bis ins Alter jung zu erhalten. Aber können Nährstoffe unsere Denkfabrik auch kurzfristig zur Hochleistung pushen, etwa für die Mammut-konferenz in drei Stunden? Ganz eindeutig: Ja. Neuere Untersuchungen, etwa aus den USA, beweisen, dass Nährstoffe kurzfristig die Hirnleistung zu Spitzenwerten ankurbeln können. Futtern Sie einfach die richtigen Powerstoffe, etwa in Form einer optimal zusammengestellten Mahlzeit – und Ihr Körper wandelt sie blitzartig in eine verbesserte Hirnleistung um.

Welche Nährstoffe Sie für maximale Brainpower brauchen, was sie genau im Körper bewirken und welche Einkäufe im Supermarkt Sie für mehr Energie im Kopf tätigen sollten, lesen Sie in den nachfolgenden Kapiteln. Besonders wichtig sind diese Tipps für Menschen, die

– beruflich oder privat darauf angewiesen sind, dass ihre grauen Zellen immer präzise und auf Hochtouren arbeiten

– oftmals unter Stress und Hektik leiden und deshalb immer häufiger Dinge vergessen

– sich über mehrere Stunden stark konzentrieren müssen und verhindern wollen, dass Ihre Denkfabrik schon nach kurzer Zeit schlapp macht.

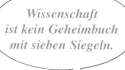

Wissenschaft ist kein Geheimbuch mit sieben Siegeln.

Ich habe in diesem Buch das Wissen der modernen Ernährungswissenschaft und der Hirnforschung für Sie zusammengefasst. So lernen Sie, welche Nährstoffe Ihnen helfen, geistig fit zu bleiben, und wie Sie dieses Wissen auch im Alltag anwenden können. Ihr Gehirn wird es Ihnen mit neuer Energie danken.

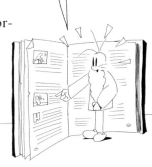

Wenn Sie Erfahrungen mit meinen Tipps und Ratschlägen haben oder wenn Sie Fragen haben,

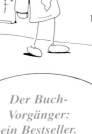

*Der Buch-
Vorgänger:
ein Bestseller.*

wenden Sie sich deshalb gerne an mich. Berichte von Menschen, die meinen Ernährungsratschlägen gefolgt sind und die von den teilweise wirklich verblüffend positiven Ergebnissen zeugen, sind Teil meiner praxisbezogenen Arbeit. Durch Ihre Erfahrungen kann ich mein Buch in Zukunft noch aktueller gestalten. So habe ich es beispielsweise auch schon mit meinem Bestseller „An vollen Töpfen verhungern" gehalten, der mittlerweile viele Zehntausend begeisterte Leser gefunden hat.

Nun aber mitten hinein in eines der spannendsten Themen, die die Wissenschaft derzeit beschäftigen: die segensreiche Wirkung von Nährstoffen auf die Hirnfitness.

Viel Spaß beim Lesen.

Ihr

Edendorf im Januar 2001

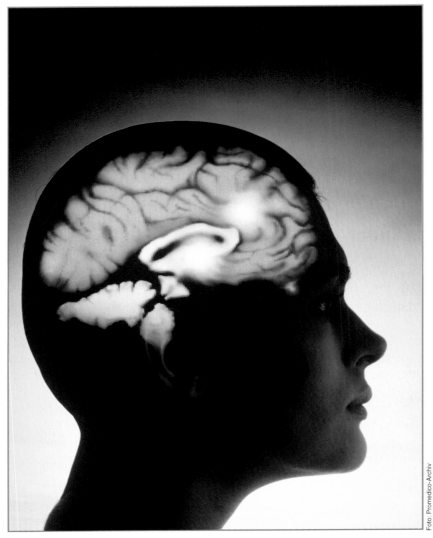

Niemand weiß bis heute, wie unsere Persönlichkeit und unsere Individualität entstehen. Am Mysterium Hirn werden die Grenzen der Wissenschaft deutlich.

DAS WUNDER DES DENKENS

Sicher kennen Sie das auch: Ihnen fällt einfach ein bestimmter Begriff nicht ein – und Stunden später, beim Spaziergang, ist das gesuchte Wort wieder da. Oder: Nach einer Tasse Kaffee plus Schokoriegel liefert Ihnen Ihr Kopf für einen Vortragstext die brillantesten Formulierungen – nach dem Schweinebraten mit Knödeln können Sie sich dagegen nicht einmal mehr an das heutige Datum erinnern und denken nur noch an ein Mittagsschläfchen.

Wie kommt es zu diesen Hochs und Tiefs in unserer Denkzentrale? Warum läßt uns die kokosnussgroße graue Masse, die immerhin schon Pyramiden, Sinfonien und Raketen erdacht hat, manchmal im Stich? Und was haben Nährstoffe damit zu tun? Damit Sie das verstehen, muss ich Sie ein wenig mit der Hirnforschung und mit der Anatomie Ihres Zentralrechners im Kopf vertraut machen.

Rekord: Schon seit über 2000 Jahren versuchen Forscher, das Gehirn zu verstehen.

Die Geschichte von der Hirnkarte

Lange, bevor Hightechmethoden den Wissenschaftlern faszinierende und unblutige Einblicke in das Gehirn erlaubten (siehe Seite 18 und 19), stellten Mediziner bereits fest, dass bestimmte Hirnregionen spezielle Fähigkeiten steuern. Schon Hippokrates (460–377 v. Chr.) entdeckte bei Kopfverletzten, die die Perserkriege überlebt hatten: Je nachdem, an welcher Stelle ihr Gehirn verletzt worden war, hatten die Verwundeten die ver-

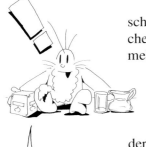

Schon immer wollten die Menschen wissen, wo das Denken wohl sitzt.

schiedensten Fähigkeiten eingebüßt. Etwa das Sprechen, Erinnern, Lernen oder Kommunizieren. Aber mehr als zweitausend Jahre vergingen, bis zwei Schicksale die Experten wieder zu neuen Forschungen über Gehirn und Verhalten anregten.

Da war zum Beispiel vor fast 150 Jahren der „Tan-Tan" genannte Patient einer Pariser Irrenanstalt, der jahrzehntelang nichts weiter als die Silbe „tan" von sich gab. 1861, nach dem Tod des Patienten, untersuchte der französische Arzt Paul Broca das Gehirn des einsilbigen Patienten – und entdeckte in Schläfenhöhe einen zerstörten Nervenknoten. Seine Schlussfolgerung: Exakt in dieser Region muss bei Gesunden das Sprachzentrum des Gehirns sitzen. Bis heute heißt dieses Hirnareal deshalb auch Broca-Zentrum.

Und dann war da noch der bedauernswerte amerikanische Gleisarbeiter Phineas Gage, der 1848 versuchte, mit einer Eisenstange Schwarzpulver in ein Bohrloch zu stopfen. Das Pulver explodierte – und die Stange bohrte sich in Stirnhöhe quer durch Gages Kopf. Erstaunlicherweise überlebte der Arbeiter. Aber der Unfall hatte ihn verändert: Aus dem hilfsbereiten, freundlichen Mann war ein heimtückisches, unehrliches Ekel geworden. Die Ärzte glaubten, die Hirnzone über dem Auge steuere „Gut" und „Böse" – und durch den Unfall seien mitsamt dieser Hirnregion auch Gages guter Charakter und seine Moral zerstört worden.

Solche und ähnliche Rückschlüsse ermunterten die Hirnforscher vergangener Zeiten schließlich zu dem Versuch, eine Art Landkarte vom Gehirn zu entwerfen. Ein schwieriges Unterfangen, denn mit jeder weiteren Entdeckung über Gehirn-Module, in denen scheinbar

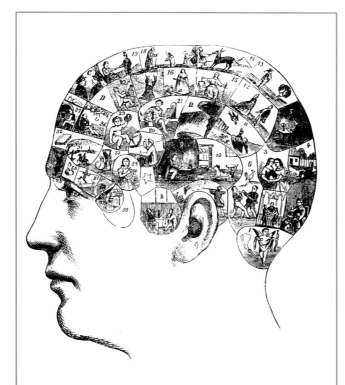

Organ

A. der Gattenliebe, B. des Stolzes, C. des Begriffsinnes, D. der Anmuth,
1. der Geschlechtsliebe, 2. der Aelternliebe, 3. der Freundschaft, 4. der Heimats=
liebe, 5. der Emsigkeit, 6. des Kampfsinnes, 7. des Zerstörungsinnes, 8. der
Eßlust, 9. des Erwerbsinnes, 10. der Verschwiegenheit, 11. der Vorsicht,
12. des Ehrgeizes, 13. der Selbstachtung, 14. der Festigkeit, 15. der Gewissen=
haftigkeit, 16. der Hoffnung, 17. der Gläubigkeit, 18. der Demuth, 19. der
Gutmüthigkeit, 20. des Bausinnes, 21. des Idealitätsinnes, 22. des Nach=
ahmungsinnes, 23. des Frohsinnes, 24. des Beobachtungsinnes, 25. des
Formsinnes, 26. des Maßsinnes, 27. des Wägesinnes, 28. des Farbensinnes,
29. des Ordnungsinnes, 30. des Zahlensinnes, 31. des Ortsinnes, 32. des Er=
innerungsinnes, 33. des Zeitsinnes, 34. des Tonsinnes, 35. des Sprachsinnes,
36. des Causalitätsinnes, 37. des Vergleichsinnes.

*Das Denken – eine Landkarte? So stellte man sich um 1860 die
Aufgabenteilung des Gehirns vor: Der Gatten- und Heimatliebe
war beispielsweise ein eigener Bereich vorbehalten.*

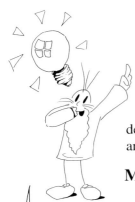

Unsere grauen Zellen sind keine Einzelkämpfer – sie arbeiten im Team.

spezielle Fähigkeiten angesiedelt waren, mussten die Koryphäen leider feststellen: Keine Gehirnregion übernimmt eine Aufgabe wie das Sprechen oder Riechen ganz alleine; stets waren auch andere Zentren der Denkfabrik beteiligt. Frustriert legten deshalb die Fachleute für lange Zeit ihre Forschungsarbeiten über das Gehirn zu den Akten.

Mit Hightech: Blicke in die Denkzentrale

Vor etwa 25 Jahren knüpfte das amerikanische Forscherehepaar Antonio und Hannah Damasio wieder an die Erkenntnisse über den Gleisbauer Phineas Gage und an die Suche nach der Persönlichkeit im Gehirn an – dieses Mal allerdings mit Hilfe modernster Technologie.

PET (Positronen-Emissions-Tomographie) heißt das monströse Wunderwerk der Technik, das seit genau

WAS IST LOS IN IHREM KOPF? TECHNISCHE EINBLICKE

Mit diesen Methoden durchschauen Mediziner, was sich in Ihrem Oberstübchen gerade tut:

EEG: Elektroden, die auf die Kopfhaut geklebt werden, messen elektrische Ströme im Gehirn und zeigen die Aktivität verschiedener Gehirnbereiche.

Computertomographie (CT): Mit Röntgenstrahlen werden Bilder des Gehirns erstellt, die wie anatomische Schnitte aussehen. Dadurch erkennt der Arzt z.B. Kalkablagerungen in den Gefäßen.

Positronen-Emissions-Tomographie (PET). Eine radioaktive Zuckerlösung markiert aktivierte Gehirnbereiche. Damit werden Denkvorgänge im Gehirn, Epilepsie, Schlaganfälle oder Hirntumore sichtbar.

Single-Photon-Emissionscomputertomographie (SPECT): Radioaktive Substanzen werden inhaliert oder injiziert und gelangen mit dem Blut ins Gehirn. Dort zeigt die unterschiedliche Strahlung, wie gut die Durchblutung in den Hirnarealen ist oder wie viele Botenstoffe gerade aktiv sind.

diesen 25 Jahren den Wissenschaftlern hilft, dem Gehirn beim Denken zuzusehen. Wie das geht? Eine radioaktive Zuckerlösung wird den Patienten in die Blutbahn gespritzt und sammelt sich vor allem in Zellen an, die gerade Energie benötigen. Etwa in den Gehirnzellen, die just mit dem Träumen vom Urlaub beschäftigt sind. Wird dann der Kopf vom Tomographen „fotografiert", zeigt ein Monitor die radioaktiven Hirnbereiche in Farbe an.

2525 Fälle von Menschen mit allen erdenklichen Störungen des Gehirns hat Antonio Damasio bis heute in seinem Archiv aufgelistet. Nicht zuletzt mit Hilfe von moderner Technologie wie PET, CT oder Kernspin erkannte der Neurologe, warum einige Menschen ihr Kurzzeitgedächtnis verloren, andere keine Vergangenheit kennen oder manche keine Moral. Die ist übrigens nach jüngsten Damasio-Studien im Stirnhirn hinter dem Auge angesiedelt.

Das Gehirn als Schaltzentrale

Bis die Forscher aus Iowa Licht in die weltweiten Oberstübchen brachten, hielt sich bei Hirnforschern hartnäckig die These: Unser Gehirn ist eine Kommode. Hier eine Schublade für die Erinnerungen, da eine für Gefühle oder dort für wichtige Telefonnummern…

Datenverarbeitung im Gehirn: Ein kluger Gedanke braucht viele Programme.

Alles falsch. Heute weiß man: Das Gehirn ist ein gigantischer Großrechner – und am Datenverarbeitungssystem sind viele einzelne Computer und Programme beteiligt. Wenn Sie sich also beispielsweise an Ihren Urlaubsflirt erinnern, liefert eine Hirnregion die Information „Sah sexy aus, schlank, braune Augen". Eine andere ergänzt: „Tolles Aftershave." Weitere

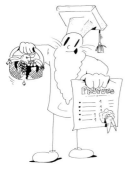

Hirnregionen informieren: „Klasse Tänzer, tiefe Stimme, Frauenheld." Und plötzlich fallen Ihnen auch wieder Ihre Tränen der Enttäuschung ein, weil sich der Urlaubsflirt von Ihnen abrupt mit einem kurzen „Ciao, bella" verabschiedet hatte – wegen einer attraktiven Brünetten…

Sie sehen also: Das Gehirn speichert viele verschiedene Eindrücke ab, auch Gerüche, Geräusche oder Gefühle – und an der Verarbeitung dieser Informationen sind unterschiedlichste Hirnbereiche beteiligt. Jeder Eindruck, jedes neu gelernte Wissen wird verteilt im gesamten Gehirn abgelegt – anders als in einer Bibliothek, wo man unter einem Stichwort gleich das richtige Buch findet. Jedes Nachdenken aktiviert den Großrechner im Kopf: Er sucht solange in verschiedenen Datenbanken des Gehirns nach passenden Informationsteilchen, bis endlich

Erinnerungen, die mit Gefühlen verbunden sind, werden länger im Gehirn gespeichert.

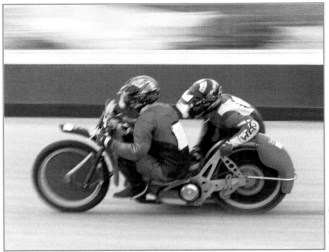

Foto: Project Photos

Unsere Gedanken rasen mit Spitzengeschwindigkeiten durchs Gehirn.

ein komplettes Bild entsteht. Hirnforscher wissen längst: Erinnerungen, die mit Gefühlen verbunden sind, werden deutlich länger gespeichert als andere.

Das Gehirn: Ein Datenhighway

Sie denken gerade darüber nach, wie viel Sie inzwischen über Ihr Gehirn gelernt haben? Dann haben Sie gerade in Ihrem Oberstübchen zwischen zehn und hundert Millionen Nervenzellen aktiviert. Das sind „Peanuts" für Ihren Großrechner: Er verfügt immerhin über rund 100 Milliarden Nervenzellen – so viele, wie es Sterne in der Milchstraße gibt.

Bis Sie eine Antwort finden, flitzen in Ihrem kopfeigenen Zentralrechner Millionen Signale mit bis zu 500 Stundenkilometern hin und her – schneller als Michael Schumacher im Ferrari (Spitze: 360 km/h). So entsteht ein gigantisches Netz an Datenautobahnen, von denen die Telekom nur träumen kann.

Die technischen Informationen für Zweifler:

– Allein in einem Kubikmillimeter Großhirnrinde (also einem Stückchen von einem Millimeter mal einem Millimeter mal einem Millimeter) stecken 40.000 Nervenzellen. Jede Einzelne tauscht mit bis zu 200.000 anderen über so genannte „Synapsen", also über Nervenbrücken, Informationen aus.

Unsere Gedanken flitzen mit 500 km/h durchs Gehirn.

– Die Zahl aller möglichen Verbindungen zwischen den Nervenzellen ist größer als die Zahl aller Atome im Universum.

– Zwischen den 100 Billionen Synapsen hat das Gedankennetz eine Länge von über 300.000 Kilometern.

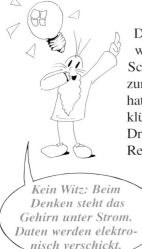

Kein Witz: Beim Denken steht das Gehirn unter Strom. Daten werden elektronisch verschickt.

Dass wir mit zunehmendem Alter (meistens) klüger werden, liegt vor allem daran, dass die Menge der Schalt- und Kontaktstellen zwischen den Nerven zunimmt. Je mehr Kontakt eine Nervenzelle zu anderen hat, also je mehr „Verdrahtungen" möglich sind, desto klüger ist der Mensch. Forscher vermuten: Nur etwa ein Drittel aller dieser Nervenkontaktpunkte ist ererbt, der Rest entsteht durch neue Reize. Das gilt auch im Alter: Zumindest in Tierversuchen wurde bewiesen, dass sich selbst im höheren Alter noch neue Hirnzellen bilden können – vorausgesetzt, das Gehirn bekommt viel Abwechslung. Vergessen Sie also getrost die These: „Was Hänschen nicht lernt, lernt Hans nimmermehr" – sie ist „out".

Nervenzellen: Stark unter Strom

Wie in einem Computer-Chip funktioniert die Datenübertragung zwischen den Nervenzellen nur durch Elektrizität: Mit Hilfe schwacher Stromimpulse werden die Botschaften über die Datenhighways im Kopf geschickt. Wie war doch gleich die PIN-Nummer für den Geldautomaten? Bei der Fahndung nach der gesuchten Information jagen die Zellen mit einer Energie von jeweils 30 Millivolt durch das Gehirn – also mit etwa einem Fünfzigstel der Stärke einer normalen Haushaltsbatterie. Die Zellen „feuern" – so nennen das die Wissenschaftler.

Strom kennen Sie nur in Verbindung mit einer Steckdose? Unser physikalisches Wunderwerk im Kopf hat da einen besseren Trick: Nach einem ausgeklügelten System strömen in den Nervenzellen Natrium- und Kaliumionen ein und aus. Dadurch entsteht ein elektrischer Impuls, der durch die Nervenzelle rast. Während

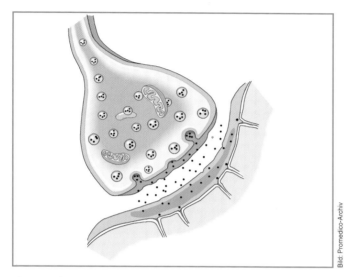

Bild: Promedico-Archiv

Die Brückenenden der Nervenzellen: oben ein Axon (Sendestation der Nervenzelle), das gerade Neurotransmitter (schwarze Punkte) als Nachrichtenfähren losschickt. Unten die Empfangsstation (Dendrit) für die Nachricht.

dieses Vorgangs ist die Nervenzelle so beschäftigt, dass sie keinen neuen Reiz aufnehmen kann.

Dieses Phänomen machen sich heute Mediziner zunutze – und überlisten einfach mit einem simplen Trick das Schmerzzentrum im Gehirn. Müssen etwa Kinderärzte ihre kleinen Patienten impfen, klapsen sie ihnen auf den Po – und pieksen dann rasch die Nadel hinterher. Während die Nerven noch den Klaps verarbeiten, können sie den stechenden Schmerz nicht weiterleiten. Auch Zahnärzte kennen die Methode: Bevor sie ihren Patienten die schmerzhafte Betäubungsspritze verpassen, massieren sie kräftig das Zahnfleisch an einer anderen Stelle. Der Patient spürt

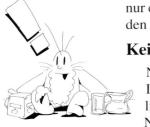

nur die angenehme „Zahnfleisch-Massage" – nicht aber den Einstich.

Kein Gedanke ohne Nervenbotenstoffe

Nachdenken ist ganz schön kompliziert. Die Informationen aus dem Gehirnarchiv landen nämlich immer dann an Grenzen, wenn sie von einer Nervenzelle zur Nächsten geschickt werden. Dazwischen klafft jeweils ein winziger Spalt. Hier hilft der Körper mit einem Trick: Kommen die elektrischen Signale an einer solchen Grenzstation der Nervenzelle (Synapse) an, lösen sich an deren Ende kleine Kügelchen, die Nervenbotenstoffe. Wie eine Fähre schippern sie die Information zum Anlegeplatz der nächsten Nervenzelle – und in Ihrem Kopf reift langsam ein kluger Gedanke heran.

Nervenbotenstoffe sind die Transportschiffe für kluge Gedanken.

Über 60 dieser hormonähnlichen chemischen Überträgersubstanzen (Neurotransmitter) kennt man heute. Sie sind entscheidend für schnelles Denken, ein gutes Gedächtnis, für gute Laune und für unser Wohlbefinden. In einer klug zusammengestellten Besetzung spielen sie zusammen so harmonisch wie ein Orchester. Wehe aber, wenn von einem Neurotransmitter zu viele, von anderen zu wenige durch unsere Denkzentrale schwimmen. Dann kommt es zu bösen Missklängen im Gehirn – und zu Störungen im ganzen Körper. Ein Überblick:

Serotonin – der Wohlfühlbote. Er steuert Wohlbefinden und Entspannung, sorgt für erholsamen Schlaf und lindert Ängste und Schmerzen. Störungen im Serotonin-Stoffwechsel können Depressionen, Migräne und Verdauungsstörungen verursachen.

Dopamin – der Belohnungsbote. Er macht munter, energisch, kreativ und zufrieden und regelt die

Muskelspannung. Einige Zellen des Gehirnteils, der für Belohnung zuständig ist, produzieren Dopamin als Glücks-Botenstoff – leider auch dann, wenn dort Nikotin- oder Alkoholmoleküle andocken. Bei der Parkinson-Krankheit sterben Dopamin produzierende Zellen im Gehirn ab.

Acetylcholin – der Schlaumeierbote. Er hilft beim Lernen und Konzentrieren, schärft das Gedächtnis, hält das Gehirn fit. Gegen die Alzheimer-Krankheit gibt es heute Medikamente, die den Abbau des Acetylcholins hemmen – und damit den Gedächtnisverlust verlangsamen können.

GABA (Gamma-Amino-Buttersäure) – der Beruhigungsbote. Er sorgt für innere Ruhe, Ausgeglichenheit und für tiefen Schlaf. An fast jeder dritten Nervenbrücke im Gehirn ist GABA als Nachrichtenübermittler aktiv.

Noradrenalin und Adrenalin – die Power-Boten. Diese „Katecholamine" sind im Gehirn Neurotransmitter und im Körper Hormone. Sie pumpen verstärkt den Hirnbrennstoff Glukose in die Denkzentrale, liefern Energie und Durchsetzungsvermögen und machen die grauen Zellen für Höchstleistungen fit.

Bauen Sie Ihre Botenstoffe selbst!

Aus Eiweiß baut sich der Körper seine Gedankenfähren.

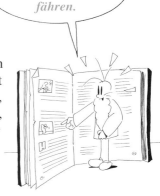

Studien haben gezeigt: Nährstoffe können den Gehirnstoffwechsel schnell beeinflussen. Damit das Gehirn genügend Botenstoffe herstellen kann, braucht es vor allem Eiweiß – aber auch Vitamine, Enzyme und Mineralstoffe. Was die Bausteine für ein starkes Gehirn sind, lesen Sie auf den folgenden Seiten.

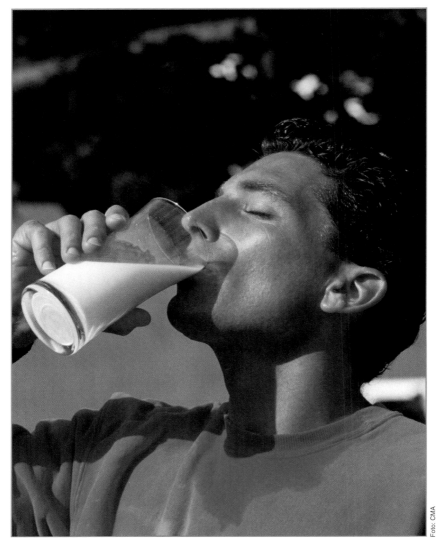

Foto: CMA

Legales Doping für die grauen Zellen: Wenn Sie viel leisten müssen, braucht Ihr Gehirn Eiweiße – beim Sport und auch im Büro.

NÄHRSTOFFE FÜR DIE BLITZ-ENERGIE

Schokolade macht glücklich. Ein mageres Stück Fleisch macht munter. Fette Schweinshaxen machen matt und Kaffee macht kurzfristig klug. Kann man sich wirklich schlau und glücklich essen? Zweifler hatten lange Zeit beteuert, dicke Nährstoffmoleküle könnten nicht durch die Blut-Hirn-Schranke schlüpfen. Dieses feinmaschige Blutgefäßnetz zwischen dem Gehirn und dem Blutkreislauf im Körper soll das Gehirn vor Schadstoffen und Krankheitserregern schützen.

Zu Beginn der achtziger Jahre wies US-Forscher Professor Richard Wurtman vom Massachusetts Institute of Technology erstmalig in Tierversuchen nach: Nährstoffe können binnen weniger Minuten den gesamten Hirnstoffwechsel verändern. Seither haben viele weitere Studien gezeigt, dass die Ernährung tatsächlich die Hirnleistung und unsere Stimmung beeinflussen kann – und dass wir unser Gehirn durch die richtigen Nährstoffe sogar vor Krankheiten schützen können.

Immer hungrig auf Eiweiß: die Postboten des Gehirns.

Was also braucht Ihr Gehirn nun genau, um Nachrichten blitzschnell und störungsfrei über die Datenautobahnen zu transportieren? In erster Linie jede Menge kleiner Eiweißbausteine namens Aminosäuren, damit Ihre Denkzentrale immer über genügend Postboten verfügt. Denn die Eiweißteilchen sind das Grundbaumaterial für die

Produktion von Neuropeptiden und Neurotransmittern. Neuropeptide sind quasi die Regler für die Feineinstellungen im Gehirn. Zu ihren heute etwa 60 bekannten Vertretern gehören auch die Endorphine: Sie sind das körpereigene Kokain, das uns in einen wahren Glücksrausch versetzt (beispielweise beim Joggen) und das auch Schmerzen lindert.

Blackout? Nicht mit Eiweiß

Eiweißlieferanten wie Quark und Milch liefern Ihrem Oberstübchen jede Menge dieser wichtigen Aminosäuren. Einige Aminosäuren kann der Körper selbst herstellen, bei anderen ist er auf die Zufuhr durch die Nahrung angewiesen. Kann der Körper sie selbst pro-

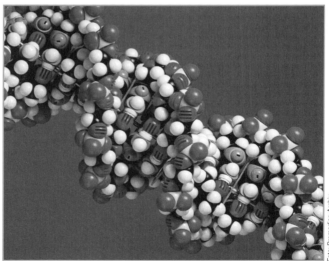

Foto: Promedico-Archiv

Eiweiße bestehen chemisch gesehen aus vielen kleinen Untereinheiten, den Aminosäuren. Diese Bausteine muss sich der Körper erst erschließen, bevor er sie weiterverwenden kann.

duzieren, nennen Wissenschaftler diese Aminosäuren „nicht essentiell", ist er dazu nicht in der Lage, heißen sie „essentiell".

Leider wird Ihnen trotz des Quarkdesserts nicht sofort einfallen, wo Sie Ihren Schlüssel gelassen haben. Denn Eiweiße bestehen aus langen Aminosäureketten, die erst im Darm in so kleine Teile zerschnitten werden müssen, dass diese durch die Darmschleimhaut ins Blut und schließlich ins Gehirn gelangen können. Je länger die Eiweißketten sind, desto länger dauert ihre Reise zu den grauen Zellen.

Da gerät dann schon einmal in Stresssituationen das Oberstübchen in Not. Denn längerer Stress dezimiert Neurotransmitter – und der Körper schreit nach Eiweiß, um zusätzliche Informationsboten herzustellen. Wer also an hektischen Bürotagen den Hunger ignoriert, dem kann es dann schon einmal passieren, dass er den Kugelschreiber im Kaffeebecher ablegt oder wichtige Informationen vergisst. Weil die grauen Zellen wegen Eiweißmangel streiken.

Stress vernichtet Nervenbotenstoffe – Eiweiß baut sie wieder auf.

In solchen Situationen greift man also besser auf besonders kurzkettige Eiweiße, so genannte „Peptide", zurück. Sind davon einige wenige zusammengefügt, heißen sie „Oligopeptide" (z.B. in Quark mit Früchten oder einem Milchshake mit Ananas). Ihre Aminosäuren kommen innerhalb kürzester Zeit im Gehirn an und machen den Kopf fit.

Auf den nachfolgenden Seiten erfahren Sie, welche weiteren Eiweißstoffe schnell für mehr Watt in Ihrem Oberhaus sorgen und wo sie drinstecken.

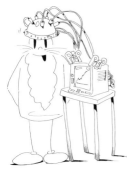

Tyrosin: Blitzschnell auf Draht

Diese Aminosäure macht ein träges Gehirn blitzschnell munter. Sie ist Schlüsselfigur für eine ganze Reihe von wichtigen Neurotransmittern. Tyrosin selbst ist nicht essentiell, kann also vom Körper selbst hergestellt werden. Dazu benötigt er allerdings die essentielle Aminosäure L-Phenylalanin, auf deren Zufuhr wir durch die Nahrung angewiesen sind.

Aus Tyrosin (bzw. Phenylalanin) baut der Körper Power-Botenstoffe. Sie machen blitzgescheit, wach und aktiv und drosseln auch noch das Hungergefühl.

Aminosäuren machen ganz schön wach – Tyrosin sogar fast 20 Stunden lang.

Diese Gruppe der Neurotransmitter bezeichnen Hirnforscher als „Katecholamine". Dazu zählen etwa das Dopamin, das Noradrenalin und das Adrenalin, wobei die eine Substanz jeweils die chemische Vorstufe der Nächsten ist. Auch das Norepinefrim und das Epinefrim zählen zu diesen leistungssteigernden Gehirnboten.

Darüber hinaus regt Tyrosin auch die Kommandozentrale der Hormone, die Hirnanhangsdrüse (Hypophyse) und auch den Stoffwechselmotor des Körpers, die Schilddrüse, zur Aktivität an: Letztere baut aus Jod und Tyrosin Schilddrüsenhormone. Wer an einer Schilddrüsenüberfunktion leidet, sollte deshalb auf auf eine zusätzliche Einnahme von Tyrosin-Präparaten verzichten.

Wie wirkungsvoll die Aminosäure Tyrosin gegen Erschöpfung und Konzentrationsmangel wirkt, ist übrigens gut bekannt: Im Falkland-Krieg gegen Argentinien putschten sich die Piloten der Royal Air Force mit Mega-Dosierungen Tyrosin auf – und waren über 20 Stunden hinweg wach und konzentriert. In

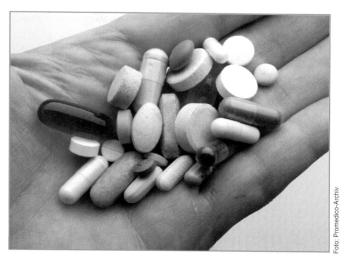

Viele Bausteine von Nervenbotenstoffen gibt es auch in Pillenform. Aber schlaue Köpfe wissen: Auch die richtige Nahrung wirkt wie ein Jungbrunnen auf die grauen Zellen.

Studien verbesserte der Eiweißstoff auch Depressionen und Angstzustände bei Patienten, denen mit Medikamenten nicht geholfen werden konnte.

Beste Nahrungsquellen: Milch, Kassler, Käse, Fisch, Vollkornweizen, Maismehl, Haferflocken.

Cholin ist Bestandteil des Lecithins, das wiederum in Soja und Eiern steckt.

Tryptophan: Macht Laune

„Na, wieder einen zu niedrigen Serotoninspiegel?" werden Miesepeter heute häufig von Bürokollegen begrüßt. Fast jeder kennt heute den Chef-Botenstoff für gute Laune, Gelassenheit, Konzentration und einen erholsamen Schlaf. Viele wissen: Der Glücksbote ist z.B. in Walnüssen, Schokolade oder Bananen enthalten. Was aber nur wenige wissen: Dieses Serotonin kommt nicht im Gehirn an: Es ist einfach zu dick für die Blut-Hirn-Schranke, diesen feinen Maschendrahtzaun aus Äderchen.

Da passt nun aber eine andere wichtige Substanz aus Nüssen, Schokolade & Co. durch: der Eiweißbaustein Tryptophan, aus dem sich das Gehirn nach Bedarf sein eigenes Serotonin baut.

Omas Schlafmittel: heiße Milch mit Honig. Lockt das Glückshormon Serotonin an.

Allerdings gibt es da einen Haken: Wie andere Aminosäuren auch, braucht Tryptophan ein spezielles Bluteiweiß als Taxi, um die Blut-Hirn-Schranke zu passieren und ins Gehirn geschleust zu werden. Die Taxi-Substanzen sind knapp, und an dieser dichten Zellschutzbarriere drängeln sich auch andere Aminosäuren um die knappen Transporter ins Gehirn.

Wer jetzt durch Nahrung für mehr Serotonin im Oberhaus sorgen will, muss zu einem Trick greifen: Er muss zusätzlich zum Eiweiß auch Kohlenhydrate, z.B. Brot oder Zucker, essen.

Warum? Weil Kohlenhydrate das Blutzucker senkende Hormon Insulin anlocken. Es zieht den Zucker und andere Aminosäuren wie ein Staubsauger in die Muskelzellen – nur Tryptophan kann sich blitzartig an eine Substanz binden, die sich nicht vom Insulin aus dem Blut locken lässt. Mit Hilfe dieser Taxi-Substanz reist Tryptophan dann ins Gehirn, wo es in Serotonin umgebaut wird. Daraus fabriziert unser Gehirn übrigens das Schlafhormon Melatonin. Und das ist für ein fittes Gehirn ziemlich wichtig: Schlafmangel wirkt nämlich auf das Gehirn wie zu viel Alkohol. Mit anderen Worten: Die grauen Zellen machen blau.

Übrigens: Großmutters Tipp, mit einem Glas warmer Milch mit Honig für guten Schlaf zu sorgen, ist biochemisch sehr clever: In der Milch ist auch die Aminosäure Tryptophan enthalten – und der Zucker aus dem Honig hilft, sie ins Gehirn zu schleusen.

Beste Nahrungsquellen: Vollkorngetreide, Nüsse, Schokolade, Bananen, Reis, Milch, Fisch, Fleisch.

Acetylcholin: Vitalkur fürs Gedächtnis

An irgendetwas wollten Sie sich heute unbedingt erinnern. Aber an was bloß? Wenn Ihnen so etwas häufig passiert, heißt das: Ihr Gehirn funkt SOS. Offenbar wird der wichtigste Nervenbotenstoff für das Lernen und Erinnern knapp: das Acetylcholin.

Er kommt in etwa 15 Prozent aller Nervenzellen vor und ist der älteste bekannte Neurotransmitter überhaupt: Der deutsche Pharmakologe Otto Loewi entdeckte ihn im Jahr 1920 – und öffnete damit Tür und Tor für die Erforschung der Nachrichtenboten im Gehirn.

Funkstille im Hirn? Soja und Eier knipsen das Gedächtnis wieder an.

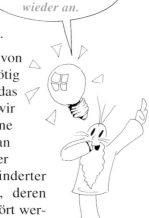

Acetylcholin ist für die schnelle Weiterleitung von Signalen im Gehirn zuständig, ist aber auch nötig für höhere geistige Leistungen wie etwa das Lernen. Ohne diesen flinken Boten könnten wir keine Fremdsprache lernen und uns keine Telefonnummer merken. Ein Mangel an Acetylcholin führt zu Gedächtnisverlust, einer geringeren Lernfähigkeit und zu verminderter Intelligenz. Auch bei Alzheimer-Patienten, deren Gehirnzellen durch Eiweißablagerungen zerstört werden, kommt es zu einer verminderten Produktion von

Acetylcholin. Folge: Die Menschen verlieren zunehmend ihr Gedächtnis.

Grundbausteine des Acetylcholins sind das Cholin – es gehört zur Gruppe der B-Vitamine – und Essigsäure. Cholin steckt in Lecithin, das in größeren Mengen beispielsweise in Soja und Eigelb enthalten ist. Das Faszinierende: Cholin kann durch die feinen Maschen der Blut-Hirn-Schranke schlüpfen und wird sofort in die Hirnzellen eingebaut, die den Erinnerungskurier Acetylcholin herstellen. Viele Studien gerade zum Thema Hirnleistung belegen heute eindrucksvoll die positiven Effekte, die sich mit einer guten Cholinversorgung erreichen lassen.

Cholin kann der Körper auch selbst herstellen. Eine Vorstufe des Cholins ist die Aminosäure Serin. Cholin und Serin spielen also eine zentrale Rolle, wenn es darum geht, die Hirnleistung in kurzer Zeit anzukurbeln. Beide Substanzen sind aber auch wichtig für den langfristigen Hirnschutz, denn sie retten Nervenzellen vor dem Erstarren (siehe Kapitel 3).

E 605: EIN SCHRECKLICHES GIFT

Acetylcholin, der „Power-Transmitter", ist auch Spezialist für die Reizübertragung vom Nerv auf den Muskel. Das ist gut für den schnellen Sprint. Damit diese Anspannung wieder ein Ende findet, wird das Acetylcholin nach Gebrauch rasch abgebaut, dafür sorgt ein bestimmtes Enzym.

Hier sitzt der Wirkmechanismus des berüchtigten Insektengifts E 605: Es hemmt dieses Abbau-Enzym. Der Erreger-Botenstoff Acetylcholin reichert sich dann innerhalb von Minuten immer weiter an, und die Vergifteten bekommen einen – letztlich tödlichen – Muskelkrampf am ganzen Körper.

Beste Nahrungsquellen: Eigelb, Bierhefe, Weizenkeime, Tofu, Sojalecithin, Butter.

Glutaminsäure: Der Gedanken-Ordner

Sie können nicht mehr klar denken? In Ihrem Kopf rotieren tausend Informationen? Der richtige Ordner fürs Gehirn ist in diesem Fall die nicht essentielle Aminosäure Glutaminsäure. Das heißt: Der Körper kann sie bei Bedarf selbst herstellen.

Glutaminsäure dient dem Gehirn als Produktiongehilfe für den Intelligenz fördernden Eiweißbaustein Glutamin. Weiterhin ist sie Baustein des beruhigenden Nervenbotenstoffs „Gamma-Amino-Buttersäure" (kurz: „GABA"). Darüber hinaus ist der Eiweißstoff auch noch Bestandteil wichtiger Entgiftungsenzyme des Körpers und am Stoffwechsel vieler Aminosäuren beteiligt.

Ein Mangel an Glutaminsäure kann zu Störungen der geistigen und körperlichen Leistungsfähigkeit führen. Ein Mangel an Glutamin wird in Verbindung gebracht mit Verhaltensstörungen bei Kindern, Depressionen, Konzentrationsschwächen und Heißhunger-Attacken.

Aminosäuren sind die Schlüssel für die Bildung vieler Hormone.

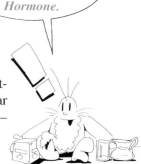

Sicherlich haben Sie auch schon einmal etwas von Glutamat gehört. Sie wissen schon: China-Menüs, Kopfschmerzen… Gemeint ist damit das stark aufputschende Salz der Glutaminsäure. Glutamat kommt zwar auch in geringen Mengen im Blut und im Gehirn vor – wir werden aber förmlich von dieser Substanz überflutet, wenn wir oft Konserven und China-Gerichte essen. Ihnen wird Mononatriumglutamat als Geschmacksverstärker zugesetzt. Weil einige Menschen auf diesen Geschmacksturbo mit Kribbeln in Händen und Füßen, Muskelzuckungen, Übelkeit und Kopf-schmerzen reagierten, tauften die Ärzte dieses Phä-nomen „China-Restaurant-Syndrom". Auch an Migräne und anderen Hirnkrankheiten soll Glutamat schuld sein.

Glutamin gibt es übrigens auch als Nahrungsergän-zung in Kapseln, Glutaminsäure nicht. Aber Vorsicht: Wem der Geschmacksverstärker Natriumglutamat Be-schwerden bereitet, der könnte auch auf Glutamin-Präparate empfindlich reagieren.

Beste Nahrungsquellen: Vollkornweizen.

Zucker: Süßer Treibstoff fürs Gehirn

Zucker ist Nervennahrung. Das wissen die meisten. Deshalb greifen vor allem Kopfarbeiter wie Manager, Studenten und Schriftsteller gerne und häufig zu Schokoriegeln, Keksen oder anderen süßen Teilchen und löffeln oft noch eine Extraportion Zucker in den Tee, wenn die klugen Gedanken einfach nicht mehr so recht fließen wollen. Doch seltsamerweise folgt nach einem kurzen Hoch im Gehirn plötzlich die nächste Denkflaute. Und, schlimmer noch: Schon bald naht die nächste Heißhunger-Attacke.

Trotzdem können die grauen Zellen nicht auf Zucker verzichten: Er liefert dem Gehirn Energie, feuert die Zellen zu mehr Leistung an. Während die Muskeln neben Zucker auch Fett zur Energiegewinnung ver-brennen können, braucht unser Denkmotor alleine den Zucker als „Benzin". Bis zu einem Drittel der täglich benötigten Energie fließt in unsere Denkzentrale – nur damit sie funktionsfähig bleibt. Nur in Fastenzeiten knabbert das Gehirn auch an Abbauprodukten aus der Fettverbrennung.

Es ist also wichtig, täglich die Zuckervorratskammern in Leber und Muskeln aufzufüllen, damit Ihre Denkfabrik stets über genügend Strom verfügt. Aber mit Ihrem Kopf ist es wie mit Ihrem Auto: Geben Sie seinem Benzinmotor Diesel, streikt es schon nach wenigen Minuten. Tanken Sie das richtige Benzin, läuft es gleichmäßig über viele Tage und Kilometer. Mit anderen Worten: Nur wenn Sie Ihrem Gehirn den richtigen Zucker anbieten, arbeitet es konstant über viele Stunden – und das Thema Blackout ist passé.

Ein typischer Fall: Blackout um zehn

Wer alleine auf Süßigkeiten wie Schokoriegel oder Marmelade baut, um sein Gehirn auf Trab zu bringen, den lässt seine Denkzentrale schneller wieder im Stich, als er denkt: Nach einem kurzen geistigen Höhenflug folgt schnell der Rechnerabsturz. Denn diese Süßigkeiten enthalten ausschließlich „schnelle" Zucker. Was sie bewirken und wie man gegen solche Fallen gewappnet ist, zeigt der Erfahrungsbericht eines Managers.

Ohne Zucker geht im Kopf nichts. Mit schnellem Zucker auch nicht.

„Ich bin verantwortlicher Produktmanager in einer Maschinenfabrik. Eigentlich macht mir mein Job viel Spaß, und ich arbeite auch gerne viele Stunden. Wäre da nicht lange Zeit dieses lästige Problem gewesen: Jeden Morgen beim Gruppenmeeting um zehn Uhr, wenn jeder aktuelle Probleme vortragen musste, schien mein Kopf

schlagartig leer zu sein. Obwohl ich motiviert und gut vorbereitet ins Meeting ging – alle Strategien für meinen Vortrag waren verschwunden. Ich redete nur noch völlig unstrukturiert konfuse Dinge und verlor den Faden. Auch die Kollegen merkten das und begannen, hinter meinem Rücken zu sticheln.

Dieses Problem verfolgte mich so lange, bis unser gesamtes mittleres Management einmal auf ein Trainingsseminar in ein spezialisiertes Hotel geschickt wurde. Das Training begann offenbar schon beim Frühstück: Statt meiner heiß geliebten Rosinenwecke mußte ich nun auf Quark mit Früchten, Vollkornbrot und Getreidekaffee umsteigen.

> *Das Hirn kann allein aus Zucker Energie gewinnen.*

Umso erstaunter war ich, als ich nach einigen Tagen feststellte: Ich konnte mich wieder den ganzen Vormittag lang konzentrieren. Auch das „Zehn-Uhr-Loch" gab es plötzlich nicht mehr. Ich schob dies zuerst auf die ungewohnte Situation – bis wir im Seminar auch über Ernährung sprachen. Seither weiß ich: Meine bisherige Frühstücksgewohnheit war an dem Tief im Kopf schuld gewesen. Kaffee, Brötchen und Marmelade – sonst nichts. Heute habe ich das gesunde Hotelfrühstück in meinen Tagesablauf eingebaut – und kann mich im Morgenmeeting wieder auf mein Gehirn verlassen."

Vorsicht vor den Zuckerfallen

Wie der Produktmanager, dessen Gehirn unverhofft immer wieder streikte, geht es vielen Kopfarbeitern. Warum? Und was hat die Ernährung damit zu tun? Damit Sie das verstehen, sollten Sie erst einmal die Sache mit den „schnellen" und den „langsamen" Kohlenhydraten verstehen.

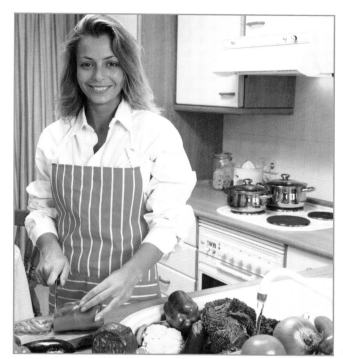

Foto: Promedico-Archiv

Obst und Gemüse enthalten nicht nur viele wichtige Vitamine, sondern liefern auch Kohlenhydrate. Diese halten den Blutzuckerspiegel konstant.

Kohlenhydrate sind Zuckermoleküle. Es gibt einfache und langkettige (komplexe) Kohlenhydrate, die wie eine Perlenkette aus aneinander gereihten Zuckermolekülen bestehen. Je größer diese Kohlenhydratketten sind, desto langsamer wird Zucker im Blut abgebaut.

Schneller Zucker – schnell vergesslich

Zu bösen Fallen für das Gehirn werden oft die „schnellen" kurzkettigen Kohlenhydrate, deren

Zuckermoleküle blitzschnell wieder aus dem Blut verschwinden. Dazu gehören Einfachzucker wie Traubenzucker und Fruchtzucker oder auch Zweifachzucker, etwa der Haushaltszucker. Diese kurzen Zuckerketten müssen vom Darm nicht mehr mühsam zerlegt werden. Blitzschnell schippern sie als Glukose – das ist der kleinste Baustein von Kohlenhydraten – durch Blut und Gehirn.

Das bringt zwar Energie ins Oberstübchen – aber diese reicht leider nur für ein Strohfeuer. Denn: Im Blut lockt die Zuckerflut schnell große Mengen des Blutzucker senkenden Hormons Insulin hervor. Das muss darauf

Special: Warum Einstein so schlau war

Gute Nachricht: Es muss niemandem mehr peinlich sein, wenn er Einsteins Relativitätstheorie nicht so recht versteht. Denn Forscher von der McMaster-Universität in Ontario entdeckten am konservierten Gehirn des großen Physikers (1879-1955), was Einstein zum Genie machte: eine anatomische Besonderheit. Beide Hirnzentren für räumliches Denken waren bei Einstein je einen Zentimeter länger als gewöhnlich – dadurch hatte er 15 Prozent mehr Hirnmasse. Und sein Gehirn hatte keine Furchen, die sonst Gehirnteile trennen. Dadurch waren seine Nervenzellen so gut verbunden, dass er Schlüsse zog, auf die Normaldenker niemals kämen.

achten, dass der Zucker nicht zu lange im Blut herumschwimmt und die Adern wie ein Karamelbonbon verklebt. Deshalb schließt das Insulin eilends die Körperzellen auf, angelt die Zuckermoleküle aus dem Blut und sperrt sie in die Zellen ein. Auch Aminosäuren, wichtige Bausteine für Nervenbotenstoffe, werden dabei mit aus dem Blut und in die Zellen gesogen. Alle Kohlenhydrate, die schnell durch den Darm ins Blut gelangen und die große Mengen an

Tipp:

Wichtig fürs Gehirn: Der GLYX

Ob Kohlenhydrate aus Obst und Schokoriegeln viel Insulin ins Blut locken und damit dem Gehirn schnell den Brennstoff entziehen, oder ob sie eine längerfristige Energieversorgung des Denkerstübchens garantieren, verrät der Glykämische Index (GLYX). Faustregel: Je niedriger der GLYX-Wert, desto besser für Ihr Gehirn.

Lebensmittel mit niedrigem glykämischen Index

Frische Gemüsesäfte	15
Kirschen	25
Linsen	30
Frischer Fruchtsaft	40
Magerjoghurt	15
Haferflocken	40
Vollkornmüsli ohne Zucker:	40
Roggenvollkornbrot	40
Nüsse	15-30

Lebensmittel mit hohem glykämischen Index

Honig	75
Haushaltszucker	75
Vollmilchschokolade	70
Weißbrot	95
Bratkartoffeln	95
Weißer Reis	70
Cornflakes	85
Croissant	70
Brezeln	85

Werte aus dem Buch „Fatburner", GU-Verlag

Insulin anlocken, nennt man „schnelle" Kohlenhydrate. Sie haben einen hohen glykämischen Index. Das heißt: Sie locken sehr schnell sehr viel Insulin an – und sie sind ein Risiko für Hirn und Hüften.

Warum sind schnelle Kohlenhydrate bedenklich? Nehmen wir das Beispiel des Managers: Sein Weißmehlbrötchen enthält nur kurzkettige Kohlenhydrate – Blut und Gehirn tanken schnelle Energie. Der Mann schmiedete also noch kurz nach dem Frühstück kluge Vortragspläne. Aber dann wird das Insulin aktiv, lotst

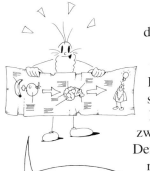

Mehrfachzucker liefern Hirnenergie für Stunden.

die Glukose in die Körperzellen. Und schon passiert es: Zu Beginn seines Referats fordert das gestresste Gehirn des Managers mehr Brennstoff aus dem Blut an – aber die Glukose ist dort dummerweise schon abgebaut. Es kommt zur Unterzuckerung. Der Körper will jetzt nur noch eins: Zucker. Und zwar ganz schnell. Und schon schaltet die hungrige Denkzentrale auf Sparflamme – und der Manager ringt vergebens nach klugen Worten und Gedanken.

So etwas wollen Sie nicht? Da haben Sie Recht. Denn dieses Blutzucker-Jo-Jo zwischen Über- und Unterzuckerung ist nicht nur Gift für jede gedankliche Höchstleistung. Langfristig kann nämlich das Auf und Ab im Organismus auch dauerhafte Schäden hinterlassen. Etwa, wenn die Zellen gegen Insulin unempfindlich werden und das Hormon nicht mehr genügend Zucker aus dem Blut schaufeln kann. Mediziner sprechen dann von einer „Störung der Glukosetoleranz", einer Vorstufe der Zuckerkrankheit. Warum diese Insulinresistenz entsteht, ist aber noch nicht endgültig geklärt. Vermutet wird, dass die Achterbahnfahrt des Zuckerspiegels die Regulationsmechanismen des Körpers auf Dauer überfordert.

Langsamer Zucker – lange schlau

Für eine konstante Hirnfitness sollten Sie besser zu den „langsamen" und komplexen Kohlenhydraten greifen. Sie finden sich beispielsweise in Vollkornbrot, Kartoffeln, ungeschältem Reis, Obst und Gemüse. Komplex heißt: Bei diesen Kohlenhydraten hängen mehrere kleine Zuckermoleküle aneinander. Wissenschaftler nennen diese Mehrfachzucker auch Polysaccharide.

Diese langsamen Zuckerketten machen ihr Gehirn reaktionsschnell – und das für Stunden. Weil der Darm erst die langen Zuckerketten knacken muss und immer nur kleine Glukose-Dosen freisetzt, die langsam über die Verteilerstation Leber ins Blut gelangen. Die Bauchspeicheldrüse muss nicht soviel Insulin produzieren – und der Blutzuckerspiegel bleibt lange konstant. Das heißt: Sie dürfen sich getrost an schwierige Rechenaufgaben wagen. Denn Ihr Gehirn kann immer genügend Brennstoff aus dem Blut nachtanken. Und die Heißhunger-Attacken bleiben auch aus, denn Ihr Gehirn funkt vor allem dann „Hunger", wenn der Blutzuckerspiegel zu weit absinkt.

Übrigens: Wenn Sie beim Denken einen Apfel statt des üblichen Schokoriegels knabbern, essen Sie so ganz nebenbei noch Krebsschutz und Haushaltsreiniger für den Darm mit. Obst und Gemüse enthalten nämlich neben vielen Vitaminen und Mineralstoffen einen ganz besonderen Zucker, die Oligofruktose. Das ist ein Stoff, der aus bis zu 60 Fruchtzuckermolekülen besteht. Diese Zuckerkette ist so fest verknüpft, dass sie von den kleinen Enzymscheren im Dünndarm einfach nicht zerschnitten werden kann. Deshalb landen die riesigen Zuckerstücke unverdaut als gesunde Ballaststoffe im Dickdarm – und bewirken dort jede Menge kleiner Gesundheitswunder (siehe auch Kapitel 5).

Obst & Brot sind Dauerbrenner fürs Gehirn – und putzen den Darm.

Unvermeidlich: Knick am Nachmittag

Sie haben alles richtig gemacht. Vollkornbrötchen und Früchtequark zum Frühstück gegessen, sich zwischendurch einen Müsli-Riegel als Hirn-Snack gegönnt, mittags gesundes Eiweiß aus einem mageren Stück Fleisch getankt. Und trotzdem arbeitet Ihr Gehirn am Nachmittag auf Sparflamme, die Datenhighways sind offenbar vorübergehend geschlossen. Woran liegt das?

Nicht eine falsche Ernährung, sondern Ihre innere Uhr hat in diesem Fall Ihre Denkfabrik zur Kurzarbeit gezwungen. Denn: Seit Generationen sagen die Gene unserem Körper, wann er die Körperfunktionen auf volle Leistung hochfahren muss (morgens) und wann er sie drosseln muss (abends). Wann der Körper nur noch auf Verdauung statt aufs Denken programmiert ist (zwischen 13 und 15 Uhr), wann Immunfunktionen verstärkt werden (gegen Abend), und wann unser größtes Konzentrationstief ist (zwei bis vier Uhr morgens). Zu dieser Zeit ist die Unfallgefahr für Autofahrer am höchsten. Auch die Reaktorkatastrophe von Tschernobyl und die Giftgaskatastrophe von Bhopal ereigneten sich um diese Zeit.

Kaffee und Marmeladenbrötchen sind Konzentrationskiller.

Und warum greifen nun Tausende von Büroarbeitern spätestens um 16 Uhr zu Kaffee oder Tee – und meistens auch noch zu Gebäck oder Süßigkeiten? Weil ihre körpereigene Bio-Uhr das Gehirn veranlasst, jetzt nach mehr Tryptophan zu rufen, der essentiellen Aminosäure. Tryptophan, Sie erinnern sich, gelangt nur mit Hilfe von Kohlenhydraten ins Gehirn. Deshalb schreit das Gehirn jetzt „Hunger" und verweigert geniale Denkleistungen. Wer jetzt das Richtige nascht und Eiweiß plus Kohlenhydrate futtert (beispielsweise eine Banane), setzt den Arbeitsspeicher im Kopf schnell wieder in Gang.

So essen Sie Gehirn-Flauten weg

Bei jedem Menschen ist der Kohlenhydrat-Stoffwechsel individuell verschieden. Deshalb prüfe sich genau, wer naschen will: Werden Sie durch Zucker und Süßigkeiten müde? Dann sollten Sie bei geistigen Durchhängern zu Obst und Vollkornbrot greifen. Steigert Zucker ganz klar Ihre Laune und Leistungskraft? Dann dürfen Sie bei Glukose-Tiefs auch einmal guten Gewissens zum Schoko-Bon greifen. Vergessen Sie dabei aber keinesfalls die komplexen Kohlenhydrate für die Langzeitenergie.

Merken Sie sich auf jeden Fall vier wichtige Regeln für die richtige Hirnnahrung:

1. Niemals Hunger plus Denkflaute, also die SOS-Signale aus dem Gehirn, ignorieren. Knabbern Sie schnell den richtigen Snack, z. B. einen Müsli-Riegel. Der bringt Einsteins Relativitätstheorie sofort wieder zurück.

2. Frühstücken Sie Vollkorn, Milchprodukte und Obst – sonst riskieren Sie womöglich Hirnträgheit und Hüftringe. Skandinavische Forscher entdeckten: Wer schon morgens gesunde Mehrfachzucker isst, futtert sich tagsüber weniger Kalorien auf die Hüften.

Zucker macht manche müde, andere munter. Eine Frage des Typs.

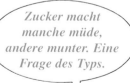

3. Machen Sie einen Bogen um fette Speisen. Die Bauchspeicheldrüse muss Überstunden machen, um das Fett abzubauen. Die dafür nötige Energie klaut sie Ihrem Gehirn.

4. Trinken Sie täglich mindestens zwei Liter Mineralwasser. Nur mit genügend Flüssigkeit können Sauerstoff und Nährstoffe bis ins Gehirn transportiert werden.

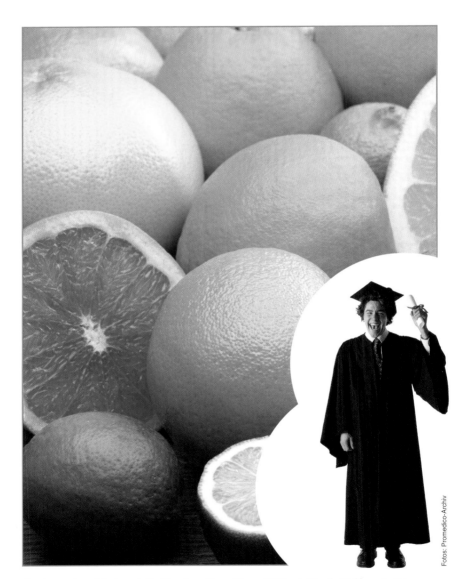

Auch wer langfristig geistig fit sein will, sollte auf Nährstoffe als Helfer setzen: Eine ganze Palette davon hilft Ihnen dabei.

Fotos: Promedico-Archiv

NÄHRSTOFFE FÜR DIE DAUER-POWER

Ein so aufwendiges Organ wie das Gehirn ist auf eine ganze Palette von Nährstoffen angewiesen, wenn im Oberstübchen alles wie geschmiert funktionieren soll. Das gilt nicht nur für die kurzfristige Hirnpower, sondern noch viel mehr für eine dauerhafte optimale Hirnfunktion. Gleich eine ganze Reihe von Vitaminen, Mineralstoffen und Spurenelementen halten den Hirnstoffwechsel auf Trab.

Zündkerzen fürs Gehirn: Die B-Vitamine

B-Vitamine erleichtern Ihnen den Job – auch wenn Sie bereits Ihr eigener Chef sind. Denn die Vitamine B_1 bis B_{12} sind Zündkerzen für Ihre Denkfabrik. Sie sorgen für eine gute Hirnleistung und für intakte Nervenzellen – deshalb nennen Mediziner sie auch „Nervenvitamine". Zwölf Vitamine zählt man heute zur B-Gruppe. Wie die Sänger und Musiker der „Kelly-Family" sind B-Vitamine hauptsächlich als Familie erfolgreich.

B-Vitamine sind Nervenvitamine. Wichtig: Sie funktionieren nur im Team.

Thiamin (Vitamin B_1)

Das Gehirn ist ein echter Energiefresser: Es benötigt im Verhältnis zu seinem Gewicht etwa zehnmal soviel Energie wie alle anderen Organe im Körper. Dabei ist es auf die Verbrennung von Glukose (also Zucker) angewiesen. Um Zucker in Energie für Nervenzellen und Muskeln umzuwan-

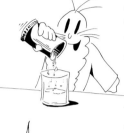

deln, braucht der Körper Vitamin B$_1$ (Thiamin). Das Tückische: Wer viel Zucker isst, verbraucht auch mehr Thiamin. Deutlicher ausgedrückt: Pralinen, Milka und Co. sind echte Vitamin B$_1$-Räuber. Das Gleiche gilt übrigens auch für Alkohol: Schon ein Gläschen am Abend kann zu einem zu niedrigen Thiamin-Spiegel und damit zu Konzentrationsschwächen führen. Leider erreichen nur wenige Deutsche die täglich empfohlene Thiamin-Dosis von rund 1,3 Milligramm.

B-Vitamine sind nötig, damit das Gehirn aus Zucker Energie gewinnen kann.

Wie kann es in Zeiten der vollen Teller zu einem Thiamin-Mangel kommen? Dafür gibt es vor allem drei Gründe: 1. Unser Körper kann das wasserlösliche Vitamin nicht speichern. Kurzfristigen Überschuss scheidet er aus, daher brauchen wir dieses Vitamin täglich neu über die Nahrung. 2. Thiamin steckt vor allem in Nahrungsmitteln, die häufig auf dem Speiseplan von Berufstätigen fehlen: Vollkornbrot und -reis. 3. Rauchen, Krankheit, Stress und einige Medikamente (z.B. Sulfonamide, Mittel gegen Sodbrennen, Östrogen-Präparate) rauben das Nervenschutzvitamin.

Bekommt der Körper zu wenig Thiamin, fühlt man sich ständig müde. Betroffene klagen über Gedächtnislücken, Verdauungs- und Schlafstörungen. Vor allem deshalb, weil Thiamin auch auf die Produktion der Neurotransmitter GABA und Serotonin Einfluss nimmt.

Beste Nahrungsquellen: Vollkornbrot, mageres Schweinefleisch, Erbsen, Weizenkeime, Eigelb.

Riboflavin (Vitamin B$_2$)

Lange Zeit unterschätzten Experten die wichtige Rolle, die Vitamin B$_2$ im Stoffwechsel spielt. Heute wissen sie: Ohne Riboflavin bleibt der Ofen kalt, und die Energiegewinnung im Körper erlahmt. Forscher vermuten, dass das Vitamin die Funktion der Mitochondrien – das sind die Brennöfchen in den Zellen – anheizt. Zudem ist Riboflavin im Körper eine wichtige Recyclingsubstanz für einen starken körpereigenen Radikalfänger. Freie Radikale sind aggressive Sauerstoffatome, die heute auch für die Entstehung der Alzheimerschen Krankheit oder Parkinson verantwortlich gemacht werden.

Die Deutsche Gesellschaft für Ernährung empfiehlt Erwachsenen eine Tagesdosis von 1,5 bis 1,7 Milligramm Riboflavin. Unter Stress und bei Migräne-Patienten kann dieser Bedarf jedoch deutlich steigen, haben Studien ergeben. Wichtig: Licht ist der stärkste Feind des Riboflavins. Stellen Sie also Milchprodukte immer sofort in den dunklen Kühlschrank.

Milch, Fisch und Geflügel sind gute Vitamin B_2-Lieferanten.

Beste Nahrungsquellen: Milch, Käse, Eier, Bierhefe, Mandeln.

Niacin (Vitamin B_3)

Das so genannte Persönlichkeitsvitamin Niacin ist der Oberbegriff für die beiden Substanzen Nicotinamid oder Nicotinsäure, die beide im Körper die gleichen Aufgaben erfüllen.

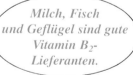

Niacin weitet die Blutgefäße, senkt zu hohe Blutfette und den Blutdruck und ist an der Energiegewinnung beteiligt. Auch auf das Gehirn nimmt es Einfluss: Bei einem drastischen Niacin-Mangel können Störungen wie Depressionen, Persönlichkeitsveränderungen oder Verwirrtheit auftreten.

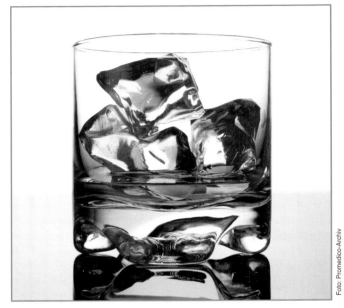

Foto: Promedico-Archiv

Prost! Wer häufiger Alkohol trinkt, riskiert einen B-Vitamin-Mangel. Denn zum Alkohol-Abbau benötigt der Körper viel davon. Folge: Das Gehirn bekommt zu wenig B-Vitamine.

Der Körper kann aus dem Eiweißstoff Tryptophan selbst Niacin bauen – aber nur, wenn auch weitere Aminosäuren und B-Vitamine (z.B. B_1, B_2 und B_6) im richtigen Verhältnis aufgenommen werden.

Die bekannteste Krankheit, die durch einen schweren Niacin-Mangel entsteht, ist die Hautkrankheit Pellagra, bei der auch Störungen im Nervensystem auftreten. Forscher fanden heraus, dass dabei auch Gehirnzellen absterben, die das Glückshormon Dopamin produzieren – offenbar eine Folge des Vitamin-Mangels. Eine weitere Studiengruppe entdeckte, dass Parkinson-Kranke in ihrer Ernährung deutlich weniger Niacin zu sich genommen hatten als Gesunde. Leider ist aber bis heute der Einfluss dieses Vitamins auf unser Gehirn noch nicht vollständig erforscht.

Die Deutsche Gesellschaft für Ernährung empfielt eine Tageszufuhr von 15 bis 18 Milligramm. Bei körperlichem und seelischem Stress steigt der Niacin-Bedarf an. Vorsicht: Bei Überdosierung oder unkontrollierter Langzeiteinnahme drohen Leberschäden.

Beste Nahrungsquellen: Bierhefe, Erdnüsse, Thunfisch, Lachs, Geflügel.

Pantothensäure (Vitamin B$_5$)

Pantothensäure nennt man auch das Anti-Stress-Vitamin, weil die Nebennieren es zur Produktion der Stresshormone Adrenalin und Cortisol dringend benötigen. Vor allem ist aber die Pantothensäure wichtig für die Produktion des Lern- und Gedächtnisbotenstoffs Acetylcholin.

Das B-Vitamin ist eine Vorläufersubstanz des Co-Enzyms A (kurz: CoA), das wiederum die Grundbausteine des Acetylcholins aneinander koppelt. Übersetzt bedeutet das: Die Pantothensäure ist ein wichtiger Zulieferer für die Lernzentren im Gehirn. Und sie gilt als Anti-Aging-Vitamin für schöne Haut, gesunde Schleimhäute und gegen graue Haare.

Fehlt Niacin, leidet das Gehirn. Nimmt man zuviel, leidet die Leber.

In Deutschland wird eine Tagesdosis von sechs Milligramm Pantothensäure empfohlen. Wer gestresst ist, regelmäßig ein Glas Wein trinkt oder bekennender Fast-Food-Anhänger ist, braucht mehr. Vorsicht:

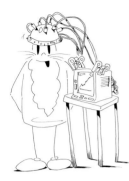

Kaffee, Östrogene oder Schlaftabletten rauben dem Körper das Stressschutzvitamin.

Beste Nahrungsquellen: Weizenkleie, Hering, Camembert, Vollkorn, Eigelb.

Pyridoxin (Vitamin B$_6$)

Dieses Vitamin gilt als wahrer Nervenbaumeister. Eigentlich ist Vitamin B$_6$ eine Kleinfamilie aus den Substanzen Pyridoxin, Pyridoxal und Pyridoxamin, die im Team arbeiten. Für das Gehirn ist das B-Vitamin unverzichtbar: Es mischt kräftig im Eiweißstoffwechsel mit – und damit beim Auf- und Umbau fast aller Nervenbotenstoffe.

Wenn der Chef tobt: Mit Vitamin B$_6$ bleiben Sie cool.

Vitamin B$_6$ beruhigt. Es sorgt für einen gesunden Schlaf und eine ausgeglichene Stimmung. Fehlt diese wichtige Substanz, treten beispielsweise Depressionen, Verwirrtheit, Gedächtnisschwächen oder Gereiztheit auf. Auch beim Karpaltunnelsyndrom (Entzündung der Unterarmsehnen), bei Muskelkrämpfen oder beim prämenstruellen Syndrom konnte das vielseitige Vitamin in Studien die Beschwerden lindern.

Wissenschaftler stellten in Untersuchungen fest, dass heranwachsende Deutsche häufig einen Mangel an Vitamin B$_6$ aufweisen. Die Deutsche Gesellschaft für Ernährung rät deshalb zu einer Tagesdosis von 1,6 bis 1,8 Milligramm. Allerdings ist der Bedarf häufig höher: Wer beispielsweise viel tierisches Eiweiß futtert, benötigt zum Ab- und Umbau von Eiweiß mehr Vitamin B$_6$. Seltsamerweise ist das nicht der Fall, wenn man viel pflanzliches Eiweiß isst. Achtung: Auch Antibiotika und Östrogen-Präparate sind Vitamin B$_6$-Räuber!

Beste Nahrungsquellen: Lachs, Sojabohnen, Weizenkeime, Walnüsse, Huhn.

Folsäure (Vitamin B$_9$)

Das Konzentrationsvitamin. Es spielt eine wichtige Rolle bei der Heranreifung von Körperzellen, vor allem der roten Blutkörperchen, die wiederum den Sauerstoff im Blut transportieren. Sind davon zu wenige vorhanden, klappt auch die Sauerstoffversorgung nicht mehr richtig. Da funkt das Gehirn dann SOS.

Tipp: **Bierhefe statt Frischzellen**

Ohne B-Vitamine sieht Ihr Nervenkostüm ganz schön alt aus. Das läßt sich leicht ändern: Essen Sie Bierhefe. Jede Menge Aminosäuren, Mineralien und Vitamine, darunter eine Fülle wichtiger B-Vitamine sowie Cholin und Inositol. Cholin wandert direkt ins Gehirn und macht müde graue Zellen wieder munter. Es ist ein wichtiger Baustein für den Botenstoff Acetylcholin, der das Gedächtnis und Lernvermögen auffrischt und möglicherweise sogar vor der Alzheimer-Krankheit schützt. Für Ihre tägliche Frischzellenkur: Jeden Tag einen Teelöffel Bierhefeflocken in Fruchtsaft einrühren und trinken.

Traurig, aber wahr: Fast alle Deutschen haben zu wenig Folsäure im Blut. Außerdem schaffen 98 Prozent der Erwachsenen die empfohlene Tageszufuhr dieses Vitamins nicht! Wem Folsäure fehlt, der fühlt sich schlapp und müde, und der ist nicht mehr richtig leistungsfähig. 400 Mikrogramm pro Tag empfielt die Deutsche Gesellschaft für Ernährung, Schwangeren wird sogar zur doppelten Dosis geraten. Zu den Risikofaktoren für einen Folsäure-Mangel zählen vor allem Fast-Food, erhöhter Alkoholkonsum und die Antibabypille.

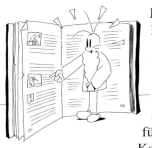

Wem Folsäure fehlt, der fühlt sich ständig schlapp und müde.

Beste Nahrungsquellen: Vollkornbrot, dunkelgrüne Blattgemüse, Hefe, Weizenkeime, Schweineleber.

Cobalamin (Vitamin B_{12})

Es wird auch das „rote" Vitamin genannt, weil eine seiner wichtigsten Aufgaben die Mitwirkung an der Blutbildung ist. Aber: Vitamin B_{12} ist auch für den Schutz des Myelins, das die Nerven wie eine Kabelisolierung umhüllt, zuständig. Schwimmt zu wenig Cobalamin im Blut, liegen nicht nur die Nerven bloß: Es drohen neurologische Störungen bis hin zu Lähmungserscheinungen.

Als einziges wasserlösliches Vitamin kann Vitamin B_{12} im Körper, etwa in der Leber, gespeichert werden. Deshalb braucht der Mensch täglich auch nur drei Mikrogramm davon. Veganer, also Menschen, die weder Fleisch noch Fisch, Milchprodukte und Eier essen, riskieren einen Mangel, denn Vitamin B_{12} findet sich vor allem in tierischen Produkten. Wie viel von dem Vitamin ins Blut gelangt, ist davon abhängig, wie viele Andockstationen (Rezeptoren) im Dünndarm vorhanden sind. Sind die Magen- oder Dünndarmschleimhaut entzündet, ist gelegentlich die Aufnahme des Vitamins ins Blut erschwert. In diesen Fällen geben Mediziner das Vitamin als Injektion. Ansonsten lautet die Empfehlung: 3 µg täglich.

Beste Nahrungsquellen: Schweinefleisch, Eier, Milchprodukte.

Cholin

Der Direktkurier ins Gehirn wird zur Gruppe der B-Vitamine gerechnet und ist Bestandteil des Lecithins.

Cholin gelangt nonstop durch die Blut-Hirn-Schranke in die Gehirnzellen. Dort wird die Substanz Bestandteil des Power-Transmitters Acetylcholin – und damit Baustein unseres Gedächtnisses. Viele Studien haben gezeigt, dass Cholin die Hirnleistung deutlich verbessern kann.

Für die Verarbeitung von Cholin braucht der Körper auch Vitamin B_{12}, Folsäure und die Aminosäure L-Carnitin, die in Fleisch vorkommt. Der Tagesbedarf wird von Experten auf 500 bis 900 Milligramm geschätzt – ein Cholin-Mangel gilt als relativ selten. Trotzdem haben Untersuchungen gezeigt, dass eine zusätzliche Einnahme von einem Gramm Cholin und mehr pro Tag dem Gedächtnisschwund im Alter vorbeugen kann. Aber Vorsicht: Bei Einnahme hoher Cholin-Dosen über längere Zeit droht ein Vitamin B_6-Mangel.

Beste Nahrungsquellen: Eigelb, Bierhefe, Weizenkeime, Sojaprodukte.

Cholin plus Serin: Mehr PS im Hirn

Cholin macht ein müdes Gedächtnis wieder wach.

Sowohl Cholin wie auch seine Vorstufe, die Aminosäure Serin, sind wichtige Bausteine für Nervenbotenstoffe und Nervenzellen im Gehirn. Damit Sie verstehen, warum Ihr Gehirn beide Substanzen für die Dauer-Power im Oberstübchen braucht, muss ich Ihnen erst einmal die Rolle der Phospholipide erklären.

Phospholipide sind Fettverbindungen mit einem Phosphoranteil, die in den Zellwänden (Membranen) vorkommen. Diese Membranen sind einerseits ein Schutzpanzer für die Zellen, andererseits aber auch eine Art Filter. Sie lassen wichtige Besucher wie Nährstoffe oder Nachrichtenboten in die Zelle und schlagen unerwünschten Gästen wie Viren, Bakterien oder Giften die Tür vor der Nase zu.

Phospholipide sind die Türöffner des Gehirns.

Diese Phospholipide sorgen als Schmierstoffe im Gehirn dafür, dass der Informationsfluss reibungslos klappt und dass die Nervenzellen elastisch und flexibel bleiben. Wird dieser Stoff knapp, werden die Zellwände starr und der Mensch buchstäblich starrsinnig. Er lernt langsamer, vergisst mehr und kann neue Informationen schlechter verarbeiten. Vor allem bei älteren Menschen vermuten die Forscher, dass verhärtete Zellmembranen die schnelle Datenübertragung im Gehirn verhindern – und dass deshalb die Reaktionsfähigkeit, der Orientierungssinn und das Gedächtnis immer mehr nachlassen.

Ein guter Cocktail aus Phospholipiden ist Lecithin, etwa aus Eigelb oder Sojabohnen. Mehrere Studien zeigen, dass Lecithin einen positiven Einfluss auf die Gedächtnisleistung hat. Deshalb werden heute hochwertige Nahrungsergänzungsprodukte oft mit zwei speziellen Phospholipiden angereichert: mit Phosphatidylcholin, einer Verbindung von Phosphor, Fettmolekülen und Cholin, und mit Phosphatidylserin. Das ist ein Komplex aus Fettsäuren, Phosphor und der Aminosäure Serin.

Phosphatidylserin (PS) ist an der Herstellung von Neurotransmittern beteiligt und an den Aktivitäten

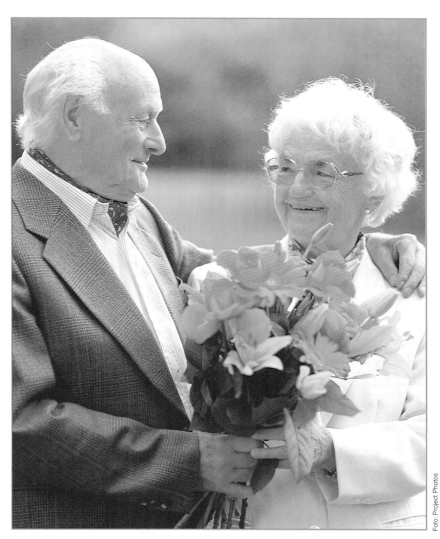

Phospholipide halten den Kopf fit – eine optimale Voraussetzung dafür, dass das Gedächtnis auch im Alter gut funktioniert... und der Hochzeitstag beispielsweise nicht in Vergessenheit gerät.

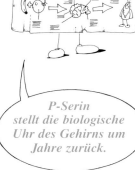

P-Serin stellt die biologische Uhr des Gehirns um Jahre zurück.

der Synapsen. Das heißt: Es schaltet in den Gehirnzellen das Modem für die Datenübertragung zur nächsten Zelle ein oder aus. Normalerweise wird dieser wichtige Zellbaustein im Gehirn selbst hergestellt. Durch einen Mangel an freien Fettsäuren oder Vitaminen wie etwa Folsäure oder B_{12} kann allerdings leicht ein Defizit entstehen.

Nimmt man Phosphatidylserin ein, gelangt es binnen Minuten direkt ins Gehirn. Klinische Versuche zeigten, dass die Substanz dort die Lernfähigkeit und das Gedächtnis auffrischt. So stellte sich etwa an 2000 Freiwilligen, die längere Zeit PS-Produkte einnahmen, heraus: Sie lernten plötzlich leichter, hatten ein besseres Gedächtnis und konnten Stress besser bewältigen. Auch US-Forscher notierten verblüfft: Bei altersbedingter Gedächtnisschwäche verjüngt die tägliche Einnahme von 100 Milligramm Phosphatidylserin die Gehirnkräfte um einige Jahre. Übrigens: Wissenswertes zu Phospholipiden gibt es auch auf der Internetseite der Lipamin-Stiftung: http://www.lipamin.com.

Omega-3-Fettsäuren: Für starke Nerven

Was Sie schon lange vermutet haben, wird jetzt immer öfter wissenschaftlich bewiesen: Ihre Nerven brauchen Fett. Aber nicht etwa den fettglänzenden Schweinebraten, sondern beispielsweise Lachs, Makrelen, Hering oder Thunfisch. Und das mindestens zweimal pro Woche. All diese fetthaltigen Fischsorten enthalten nämlich reichlich Eicosapentaensäure (EPA) und Docosahexaensäure (DHA). Das sind langkettige, mehrfach ungesättigte Omega-3-

Spezial: **Gute Laune braucht Fett**

> Wer zu viel Fett isst, riskiert Herzinfarkt und Schlagan-
> fall, wer zu wenig isst, wird offenbar zum Griesgram. Die
> britische Ernährungswissenschaftlerin Dr. Anita Wells
> stellte in einer Untersuchung fest: Zu wenig Fett in der
> Ernährung macht aggressiv, reizbar und depressiv. Fette
> sind an der störungsfreien Funktion von Gehirn und
> Nerven beteiligt und deshalb wichtig. Zwischen 25 und
> 30 Prozent Fett sollte unser Speisezettel durchschnittlich
> enthalten, bei 2000 Kalorien täglich sind das zwischen
> 55 und 65 Gramm.

Fettsäuren, die in der Ernährung der Deutschen meist zu kurz kommen. Dabei gelten diese Fettsäuren nach neuen Forschungserkenntnissen als Schlüsselsubstanz für die Entwicklung des Gehirns (und auch des Sehvermögens) beim Embryo. Vor allem die Docosahexaensäure, die auch in hohen Konzentrationen in der Muttermilch enthalten ist, gilt Studien zufolge bei Kindern als Intelligenz fördernd.

Aber auch bei Erwachsenen sorgen Omega-3-Fettsäuren für eine anhaltende Hirnfitness: Sie halten das Blut flüssig und verbessern so den Nährstofftransport ins Gehirn, sie verhindern Stimmungsschwankungen und Depressionen, und sie schützen vor Herzinfarkt, Schlaganfall und vor einer Vielzahl weiterer Krankheiten.

Omega-3-Fette sorgen für den guten Ton im Gehirn.

Omega-3-Fettsäuren sind wichtige Bestandteile der Phospholipide und damit der Zellwände im Gehirn. Forscher vermuten, dass sie wie Dirigenten die Aktivität verschiedener Nervenbotenstoffe regulieren und auch auf die

Kalziumkanäle der Zellen einwirken, über die unser Gehirn mit Nachrichtensignalen „unter Strom" gesetzt wird. Wer keinen Fisch mag, kann auch Lein- oder Rapsöl zum Salat essen oder auf „Functional Food" zurückgreifen. Heute gibt es Brötchen, Eier, Säfte oder Margarine, die mit den kostbaren Fettsäuren angereichert werden.

Unentbehrlich: Mineralien & Spurenelemente

Kluge Köpfe brauchen Mineralstoffe.

Ein guter Teil unserer Knochen und Zähne besteht aus den Mineralstoffen Kalzium und Magnesium. Beide Substanzen sind aber auch für eine optimale Hirnfitness unentbehrlich.

Kalzium schiebt die Freisetzung des Power-Transmitters Acetylcholin an und sorgt für Anspannung. Magnesium wirkt als Gegenspieler des Kalziums: Es blockiert die Eintrittspforte des Kalziums, auch an der Muskulatur. Ist das Gleichgewicht zwischen Kalzium und Magnesium gestört, macht sich das deutlich bemerkbar: Die Betroffenen reagieren schnell gereizt, sind unruhig und unkonzentriert. So produziert ein Magnesium-Mangel Stresssymptome bis hin zu Herzjagen und Schwindelgefühlen.

Bei unserer typischen Ernährung stellt sich schnell ein Ungleichgewicht zwischen Magnesium und Kalzium ein. Da Kalziumlieferanten wie Käse und Joghurt oft auf den Speiseplänen stehen, fällt die Versorgung nicht schwer. Anders sieht es bei Magnesium aus.

Magnesium: Für coole Nerven

Unsere Nahrung leidet unter einem ständigen Magnesium-Schwund, betont die renommierte Bertelsmann-Stiftung. Gießener Ernährungsforscher wollten es genau wissen und servierten 55 Test-Essern vier Wochen lang Mischkost. Ergebnis: In der vierten Woche hatten zwei Drittel der Probanden eine negative Magnesium-Bilanz. In Brot, Obst und Gemüse steckten offenkundig 18 Prozent weniger Magnesium als in Nährwerttabellen angegeben.

Schuld daran sind offenkundig überdüngte und ausgelaugte Böden, die den Mineralgehalt von Getreide und Gemüse dezimieren. Ein schleichendes Magnesium-Defizit bringt aber den Körpermotor und das Gehirn schnell ins Stottern, denn der Mineralstoff ist Bestandteil von über 300 Enzymen im Körper und an der Steuerung von Nervenzellen beteiligt. Die Deutsche Gesellschaft für Ernährung empfiehlt etwa 350 Milligramm pro Tag. Wer viel Stress hat oder Alkohol trinkt, sollte besser zusätzlich Magnesium-Präparate einnehmen: Eine Flasche Wein vernichtet immerhin den Magnesium-Bedarf für zwei Tage.

Beste Nahrungsquellen: Nüsse, Vollkorngetreide (Bio), Hülsenfrüchte, grüne Gemüse, Weizenkeime, magnesiumreiches Mineralwasser (> 100 mg/l Mg).

Zink: Spuren fürs Gemüt

Zink gehört zu den mineralischen Substanzen, von denen der Mensch nur Minimengen braucht. Deshalb bezeichnet man sie als Spurenelemente. Zink

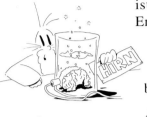

ist Bestandteil und Co-Faktor von über 200 Enzymen, also verschiedenen Verbindungen, die alle biologischen Abläufe im Körper anschieben und regeln. Gemeinsam mit Eiweiß ist Zink auch am Aufbau von Hormonen, etwa dem Testosteron, beteiligt.

Zink hilft nicht nur der Haut, sondern auch dem Gehirn.

Als entzündungshemmende und wundheilende Substanz schätzt man Zink schon lange. Allerdings setzten Mediziner vergangener Zeiten die Substanz auch gegen „Gemütskrankheiten" ein. Forscher haben nun herausgefunden, warum die Altvorderen mit dieser Therapie zum Teil gute Erfolge feiern konnten: Zink ist unter anderem an der körpereigenen Herstellung des Serotonins beteiligt, das nicht nur den Blutkreislauf, sondern auch unseren Schlaf-Wach-Rhythmus maßgeblich steuert.

Beste Nahrungsquellen: Austern, Vollkorngetreide, Käse, Linsen, Soja.

Chrom: Der Energiekontrolleur

Das Edelmetall steckt in blitzenden Möbeln und in Ihrem Essbesteck – und Sie brauchen es als Bestandteil der Nahrung. Jeden Tag zwischen 30 und 100 Mikrogramm. Denn Chrom hält Ihren Blutzuckerspiegel stabil und verhindert, dass Ihrem Gehirn der Brennstoff, die Glukose, ausgeht. Damit ist dieses Spurenelement ein wichtiger Partner für die Konzentrationsfähigkeit. Denn eine Talfahrt des Blutzuckerspiegels schaltet das Gehirn aus.

In klinischen Studien gaben Mediziner Diabetikern Chrom-Präparate als Nahrungsergänzung und stellten fest, dass sich die Zuckerwerte der Patienten deutlich besserten. Die Ursache fanden die Wissenschaftler im „Glukose-Toleranz-Faktor" (GTF), für dessen Aufbau der Körper Chrom benötigt. Dieser Faktor sorgt dafür, dass weniger Insulin produziert wird und dass die Zellen empfindlicher auf das Zucker regulierende Hormon reagieren. Auf diese Weise sinkt das Risiko, plötzlich zu viel Insulin und zu wenig Glukose im Blut zu haben – und wegen Unterzuckerung einen geistigen Blackout zu erleben.

Beste Nahrungsquellen: Vollkorngetreide, Weizenkeime, Pflaumen, Brokkoli, Nüsse, Bierhefe, Käse.

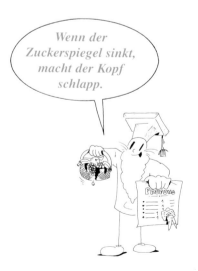

Wenn der Zuckerspiegel sinkt, macht der Kopf schlapp.

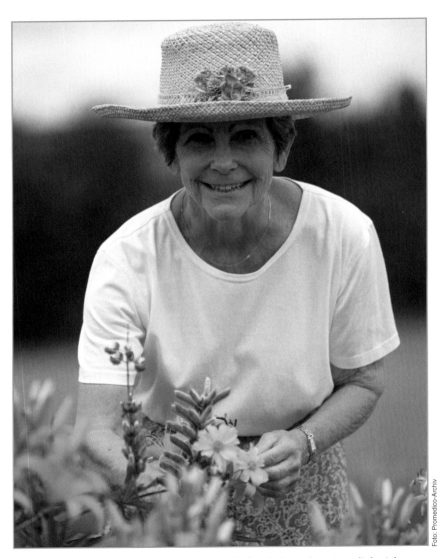

Foto: Promedico-Archiv

Geistige Fitness und Leistungsfähigkeit hat mit dem Lebensalter eigentlich nichts zu tun. Wer sein Leben lang immer ausreichend Nährstoffe zu sich nimmt, hat gute Chancen, bis ins hohe Alter geistig fit zu bleiben.

NÄHRSTOFFE SCHÜTZEN

Die Deutschen werden immer älter: In wenigen Jahren wird fast jeder vierte Bundesbürger über sechzig Jahre alt sein. Solange die Pille für die ewige Jugend noch nicht erfunden ist, wird das Altern für viele ein Schreckgespenst bleiben. Denn für sie steht Altern vor allem für die Begriffe Vergesslichkeit, Verblödung und Verfall.

Fakt ist, dass die geistige Leistungsfähigkeit im Alter (meistens) abnimmt. Fakt ist aber auch, dass das keinesfalls bei jedem der Fall ist. Das beweisen viele kluge Köpfe aus Wirtschaft und Medien, die ihren siebzigsten Geburtstag schon lange hinter sich gelassen haben – und immer noch durch ihren wachen Geist brillieren.

Wissenschaftler aus der ganzen Welt sorgen inzwischen aber für gute Nachrichten. Denn immer mehr Untersuchungen zeigen, dass nicht nur die Gene, sondern auch die Ernährungsweise und der Lebensstil stark darüber entscheiden, ob wir am Ende unseres Lebens in die geistige Umnachtung versinken – oder ob wir bis zum Schluss fit für Gedächtnis-Meisterschaften sind.

Altern – womöglich eine Frage der Ernährung.

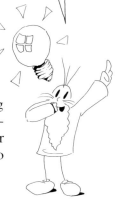

Große Studien liefern sogar immer häufiger neue Hinweise dafür, dass eine gute Nährstoffversorgung das Gehirn sogar vor dem Schrecken des Alters schützen kann: beispielsweise vor Morbus Alzheimer, der Krankheit, bei der man vergisst, wer man ist und wo man wohnt.

Auch mit 100 noch ein junges Gehirn

Jahrzehntelang glaubten internationale Hirnforscher treu und fest: Menschliche Gehirnzellen teilen sich nicht – und zerstörte Gehirnzellen wachsen nicht nach. Die grauen Zellen eben dieser Gehirnforscher sind jetzt schwer ins Rotieren gekommen. Seit nämlich Dr. Elisabeth Gould von der Universität Princeton und Dr. Bruce McEwen von der Rockefeller-Universität 1998 bei Versuchen mit Affen entdeckten: Die schlauen grauen Zellen wachsen doch nach – auch im Alter. Und zwar just in einer Gehirnregion, die für das Lernen und das Gedächtnis wichtig ist, dem so genannten Hippocampus.

Hurra! Auch im älteren Gehirn wachsen schlaue graue Zellen nach.

Flugs legten weitere Forscher nach. Fred Gage vom Salk Institute in San Diego wies nach, dass auch in der menschlichen Lern- und Gedächtniszentrale frische Nervenzellen sprießen. Und Forscherin Gould belegte mit einem weiteren Affen-Experiment, dass die neugeborenen Stammzellen des Gehirns schnell in die Gedächtnisabteilung in der Großhirnrinde wandern, sich dort in erwachsene Nervenzellen verwandeln und über neu gebildete Fasern im Lernzentrum mit anderen Nervenzellen Kontakt aufnehmen.

Jetzt müssen die Forscher umdenken – und wir stehen am Beginn ganz neuer Erkenntnisse über unsere Denkfabrik im Kopf. Denn bislang glaubten die Forscher, das Gehirn schrumpfe mit steigendem Alter um etwa zehn bis 15 Prozent, die Nervenfortsätze als Funkstationen der Zellen verschwänden und die Gehirnalterung verspiele, was in Kinderjahren so mühsam miteinander verdrahtet wurde.

Jetzt haben Sie gelernt: In Ihrem Kopf schlummert ein Jungbrunnen. Jugendliche Zellen helfen Ihnen möglicherweise auch noch mit achtzig, beim Scrabble zu gewinnen – wenn Sie diese Zellen schützen.

Denn, und das ist die schlechte Nachricht: Weder alte noch junge Gehirnzellen sind unsterblich. Umweltgifte, Infektionskrankheiten oder Dauerstress schädigen das Gehirn. Nach Ansicht von Forschern können Stresshormone sogar Nervenzellen vollständig zerstören. Wenn also jeden Tag der ein oder andere Stressfaktor unserem Gehirn zusetzt, verlieren wir wichtige Nervenzellen. Forscher glauben: In der Stirnhirnrinde, wo teilweise das Bewusstsein, die Kreativität und auch das Gedächtnis ihren Wohnsitz haben, werden deshalb etwa ab dem zwanzigsten Lebensjahr rund 50.000 Nervenzellen zerstört.

Nach aktuellem Forschungsstand könnten also neu gebildete Jungzellen die Funktion der verblichenen Verwandten übernehmen. Leider kennt man aber von Untersuchungen an Schlaganfall-Patienten etwas anderes: Einmal zerstörte Gehirnzellen werden nicht ersetzt. Ihre Funktionen werden vielmehr von anderen gleichaltrigen Zellkollegen im Gehirn übernommen, wenn der Patient gleich nach dem Hirninfarkt mit dem Reha-Training beginnt.

Bewiesen: Auch Altern schützt das Gehirn vor Klugheit nicht.

Aber ganz gleich, ob nun der Zellnachwuchs im Gehirn die Vertretung übernimmt oder ob bestehende Hirnzellen einspringen: Unsere Denkzentrale ist immer in der Lage, Verluste durch zerstörte Hirnzellen blitzschnell auszugleichen. Denn wir nutzen nur rund 20 Prozent unserer grauen Zellen wirklich – die übrigen 80 Prozent schlafen.

Fordern wir dem Gehirn beispielsweise die schwierige Lösung für ein Rätsel ab, werden blitzartig neue Funkkontakte zwischen den Hirnzellen geknüpft und Daten aus allen Hirnregionen abgerufen. So bilden sich neue Datenautobahnen. Das heißt: Auch mit siebzig können wir noch eine neue Fremdsprache lernen. Dieses Wunder funktioniert aber nur, wenn wir das Gehirn regelmäßig trainieren und die richtigen Nährstoffe ins Oberstübchen schicken.

Laufen, lernen und richtig essen – schon wird das Gehirn wieder jung.

Drei Forever-young-Regeln fürs Gehirn

Aus den USA stammen Zahlen, nach denen zehn Prozent aller über 65-Jährigen und 20 Prozent aller über 75-Jährigen deutliche Einbußen in ihrer geistigen Leistungsfähigkeit zeigen. Das kann die Folge sein, wenn die drei goldenen Regeln für ein fittes Gehirn nicht beherzigt werden. Und die lauten:

1. Je öfter benutzt, desto besser in Schuss. Mehrere Studien zeigen: Höhere Bildung plus regelmäßige geistige Arbeit schützen vor Gedächtnisschwäche und möglicherweise sogar vor der Alzheimer-Krankheit. Aber auch ohne Abitur helfen z.B. ein Taxi-Führerschein oder das Spielen eines Instruments: Forscher wiesen sowohl bei Taxifahrern als auch bei Musikern nach, dass sich Gehirnregionen vergrößerten – offenbar, weil das Erlernen neuer Straßennamen und Melodien neue Nervenzellen wachsen ließ. Wichtig für ein fittes Hirn: Viel Abwechslung wie Reisen oder neue Bekanntschaften. Sie weckt schlafende graue Zellen.

2. Laufen Sie Ihr Gehirn jung. Viele Untersuchungen haben bewiesen: Ausdauersportarten wie etwa Walking oder Joggen verbessern die Durchblutung und Sauerstoffversorgung des Gehirns – und auch Gedächtnis und Lernvermögen. Im Tierversuch ließ Sport sogar neue Nervenzellen im Lern- und Gedächtnisareal des Gehirns sprießen.

3. Essen Sie sich schlau. Eine Untersuchung nach der anderen weist heute nach, wie positiv Vitamine und Mineralien Konzentration, Gedächtnis und Lernvermögen beeinflussen können. So erhielten beispielsweise 245 amerikanische Schulkinder zwischen sechs und zwölf Jahren täglich Mikronährstoffe als Nahrungsergänzung. Schon nach drei Monaten waren bei einem Großteil der Schüler der Intelligenzquotient und das Lernvermögen deutlich angestiegen.

Vitamine: Die Einschalter im Kopf

Wenn das so einfach ist, werden Sie sich sicher fragen, warum sind dann so viele Senioren vergesslich und antriebslos? Die Antwort: Ihnen fehlen wichtige Nährstoffe. Wie schlecht die Nährstoffversorgung bei Deutschlands Senioren ist, untersuchten auch Heidelberger Forscher. Ergebnis: Zwei Drittel der 300 untersuchten achtzig-Jährigen litten unter Vitaminmangel.

Vitamine machen auch Senioren wieder munter.

Sicher, bei Älteren ist der Stoffwechsel verlangsamt, sie verspüren weniger Hunger und Durst, oder sie haben ganz einfach Schwierigkeiten mit dem Kauen. Aber nicht wenige Mediziner und Altenpfleger kennen das Phänomen: Sie geben verwirrten, desorientierten Senioren Infusionen, über die die Patienten neben reichlich Flüssigkeit auch jede Menge an Vitaminen bekommen – und plötzlich sind die matten Senioren wieder geistig rege und unternehmungslustig.

Acetylcholin – die geistige Altersbremse?

Eine Schlüsselfunktion für geistige Fitness bis ins hohe Alter hat der Neurotransmitter Acetylcholin. Er ist der Steuermann im Gedächtnis. Läuft sein Auf- und Abbau perfekt und ist er selbst in ausreichender Menge vorhanden, kann auch ein Methusalem mit geistiger Fitness glänzen.

Grundbausteine des Acetylcholins sind Cholin und Essigsäure. Zweiteres kommt überall im Körper reichlich vor, ein Mangel ist fast ausgeschlossen. Anders ist es beim Cholin. Das kann übrigens nur als geistiger Jungbrunnen wirken, wenn der Körper ihm das B-Vitamin Pantothensäure liefert. Es ist die Vorläufersubstanz des Co-Enzyms A, das die Grundbausteine des Acetylcholins zusammenkittet.

Viele Enzyme bändigen den Sauerstoff in unserem Körper.

Mittlerweile gibt es zu einer Nahrungsergänzung mit Cholin ungefähr 30 Studien, die auf der ganzen Welt an verschiedenen Universitäten an rund sechzig-Jährigen durchgeführt wurden. Die Ergebnisse waren eindeutig: Bei fast allen Personen, die Cholin-Präparate bekamen, besserten sich das Kurzzeitgedächtnis und die Konzentrationsfähigkeit deutlich.

Freie Radikale: Schuld am Altern?

So unwahrscheinlich es zunächst klingen mag: Der Grund für das Älterwerden der Körperzellen und damit auch des Menschen liegt wahrscheinlich in der Substanz, ohne die es auch kein Leben auf der Erde geben würde: dem Sauerstoff. Geraten diese eigentlich lebenswichtigen Moleküle im Körper außer Kontrolle, werden sie zu radikalen Zellzerstörern. Und das kommt so: In der Regel besteht Sauerstoff aus zwei Sauerstoffatomen, die fest aneinander gekettet sind. Manchmal aber kommt ein Sauerstoffatom frei – und wird zum biochemischen Amokläufer, zum so genannten freien Radikal.

Auf seiner hektischen Suche nach einem Partner schädigen diese ungebundenen Atome körpereigene Eiweiße und Fette und greifen auch die Erbsubstanz der Zellen an – ein Risikofaktor für die Krebsentstehung. Besonders gern knabbern diese Sauerstoffradikale an Fettsäuren, aus denen die äußere Zellschicht aufgebaut ist. So wird auch im Gehirn die Zellmembran löcherig wie Schweizer Käse und kann ihre Pförtneraufgaben nicht mehr richtig erfüllen.

Diese Zellschädiger lassen unsere Körperzellen schneller rosten – und wir altern und werden krank. Kann man ihnen nicht einfach aus dem Weg gehen? Leider nein. Denn freie Radikale entstehen bei fast jedem Stoffwechselvorgang im Körper. Bei jedem Atemzug, beim Sonnenbad durch UV-Strahlen, bei der Immunabwehr gegen Viren und Bakterien, bei Stress. Auch Tabakrauch, Alkohol oder Umweltschadstoffe erzeugen freie Radikale im Körper.

Nährstoffe nehmen freie Radikale auf und machen sie unschädlich.

Unseren Körper können wir allerdings schützen: Durch bestimmte Nährstoffe, die dazu beitragen, den aggressiven Sauerstoff im Körper zu entschärfen. Man nennt diese Bio-Rostschutzmittel der Zellen Antioxidantien, weil sie die Oxidation – also die Beschädigung – von körpereigenen Fetten und Eiweißen verhindern.

Nährstoffe: Schutzwesten für die Zellen

Vermutlich wundern Sie sich jetzt, dass Sie noch am Leben sind, obwohl Ihre 70 Billionen Körperzellen in jeder Sekunde pausenlos von freien Radikalen attackiert werden. Von der schädlichen Wirkung des Sauerstoffs merken Sie allerdings zunächst wenig, denn Ihr Körper besitzt ein kluges System aus Spezialisten, die den Sauerstoff unschädlich machen. Sie ahnen es jetzt sicherlich schon: Diese Sauerstoffbändiger benötigen für ihre Aufgaben eine ganze Reihe von Nährstoffen, um perfekt zu funktionieren.

Vitamine & Co. sind Bio-Rostschutzmittel für 70 Billionen Zellen.

Der Bedarf entsteht schon in den roten Blutkörperchen, die den Sauerstoff aus den Lungen aufnehmen und ihn durch die Blutbahn chauffieren. In ihrem Inneren sitzt der Sauerstoff und wird wie ein Häftling von zwei körpereigenen Enzymen bewacht. Bräche er nämlich aus, würde er seine Blut-Taxis zerstören. Die Bodyguards heißen Katalase und Glutathionperoxidase. Die Letztere kann nur aktiv werden, wenn ausreichende Mengen vom Spurenelement Selen im Körper vorhanden sind.

In den Körperzellen übergeben die roten Blutkörperchen schließlich den Sauerstoff an das Co-Enzym Q10 (Ubichinon) – und dieser Gehilfe schleust ihn dann in die Kraftwerke der Zellen, in die Mitochondrien. Q10 kann der Körper zwar selbst herstellen. Studien haben allerdings gezeigt, dass mit steigendem Lebensalter diese Produktion häufig erlahmt.

Erst die Mitochondrien können die Energie aus dem Sauerstoff verwenden, ohne selbst geschädigt zu werden. Zu guter Letzt bieten diese Spezialisten dem Sauerstoff einen seiner liebsten Reaktionspartner an: ein Wasseratom. So wird aus dem aggressiven Energiebündel Sauerstoff das friedliche, träge Wasser.

Viele Vitamine und Spurenelemente können dank ihrer chemischen Struktur einem solchen freien Radikal Unterschlupf geben – und es so unschädlich machen.

Alzheimer durch freie Radikale?

„Jetzt beginnt für mich meine Reise in den Sonnenuntergang des Lebens." So umschrieb 1994 der ehemalige US-Präsident Ronald Reagan in einer geistig wachen Phase seine Krankheit. Schon wenige Jahre später erkannte der Politiker nicht einmal mehr das Gesicht seiner Frau Nancy: Die Alzheimer-Krankheit hatte das Gedächtnis des Expräsidenten ausgelöscht. Auch Hollywood-Legende Rita Hayworth raubte die Krankheit jede Erinnerung. Sie war erst Anfang fünfzig, als „Morbus Alzheimer" sie zum Pflegefall machte.

In der Bundesrepublik leiden etwa eine Million Menschen an der Gehirnerkrankung, jährlich kommen etwa 100.000 hinzu. Zwischen dem 65. und 85. Lebensjahr steigt das Alzheimer-Risiko sogar auf 50 Prozent an. Der Flächenbrand im Gehirn führt zum langsamen und unaufhaltsamen Verlust des Gedächtnisses, bis die Betroffenen völlig hilflos sind und in den Tod hinüberdämmern.

Schuld am Löschen des Gedächtnisspeichers sind Eiweißablagerungen, so genannte Plaques. Sie häufen sich vor allem in den Lern- und Gedächtniszentren des Gehirns an und führen zum Absterben von Nervenzellen. Dadurch verringert sich die Produktion des Gedächtnisbotstoffs Acetylcholin. Die Krankheit

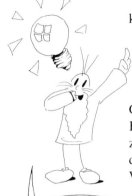

kündigt sich mit leichter Vergesslichkeit an, bevor die Ausfälle immer häufiger werden: Erst vergisst man seinen Schlüssel, dann seinen Namen und schließlich seine Persönlichkeit.

Noch sind die Ursachen für diesen Kabelbrand im Gehirn unklar. Verdächtigt werden beispielsweise Kopfverletzungen, Infektionen, Blei, Kupfer oder ein zu hoher Fettkonsum, vor allem zwischen dem 40. und dem 59. Lebensjahr. Immer häufiger entdecken die Wissenschaftler Hinweise, dass freie Radikale der Auslöser dieses Infernos im Kopf sind – und dass Nährstoffe vor der unheilbaren Dämmerung im Gehirn schützen können. Auf dem Welt-Alzheimer-Kongress in Washington verkünde-

Eiweißmüll im Gehirn löscht das Gedächtnis und zerstört Gehirnzellen.

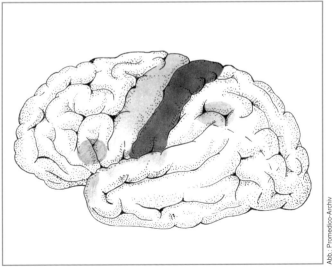

Abb.: Promedico-Archiv

Jeder Hirnbereich ist für unterschiedliche Aufgaben zuständig. Problematisch sind vor allem Ausfälle im vorderen Bereich: Hier sitzt unsere Persönlichkeit.

ten gerade die Wissenschaftler aufgrund von Studien: Wer sich mit viel Gemüse und den Radikalfänger-Vitaminen C, E und Beta-Karotin ernährt, schützt sich offenbar vor Demenz und Alzheimer im Alter.

Vorbeugung ist wichtig. Denn hat die Zerstörung des Gehirns erst einmal begonnen, kann der Prozess heute nur verlangsamt, aber nicht gestoppt werden. Medikamente zielen deshalb bislang nur darauf ab, die Symptome zu bekämpfen. Das gilt beispielsweise auch für die Wirkstoffe Tacrin oder Donezepil: Sie hemmen ein Enzym, das den Gedächtnisbotenstoff Acetylcholin abbaut – und können auf diese Weise den Gedächtnisverlust verlangsamen.

Trotzdem bewirken Nährstoffe wie etwa ungesättigte Fettsäuren und Phosphatidylserin auch im Krankheitsstadium noch Positives. Vor allem eine besondere Form des Vitamin C und auch Vitamin E können offensichtlich helfen, die Krankheit zu verlangsamen.

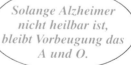

Solange Alzheimer nicht heilbar ist, bleibt Vorbeugung das A und O.

Auf der Suche nach einem Heilmittel arbeiten Wissenschaftler heute auf Hochtouren an neuen Strategien gegen die Alzheimer-Krankheit:

– Harvard-Forscher entwickelten ein Nasenspray mit nachgebautem Beta-Amyloid. Das ist der Eiweißstoff, der im Gehirn zu Plaques verklumpt und die Zellen zerstört. Durch das Spray soll das Immunsystem angeregt werden, die Eiweißklumpen im Gehirn zu bekämpfen.

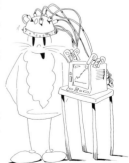

– Wissenschaftler der University of California (San Diego) erhielten vom Nationalen Gesundheitsinstitut der USA (NIH) gerade die Genehmigung für die Erprobung einer Gentherapie an Alzheimer-Patienten. Dabei setzen die Forscher auf den Nervenwachstumsfaktor (NGF), mit dem sie schon bei Affen altersbedingte Nervenschäden rückgängig machen konnten. Jetzt wollen die Forscher Patienten Hautzellen entnehmen, sie im Labor so verändern, dass die Zellen NGF herstellen – und die Zellen dann ins Gehirn von Alzheimer-Kranken injizieren. Dort soll der Wachstumsfaktor neue Nervenverbindungen aufbauen.

Die Forschung macht Mut. Trotzdem ist keine schnelle Heilung in Sicht. Deshalb ist Vorbeugung durch Nährstoffe das A und O. Das findet auch der deutsche Alzheimer-Forscher Konrad Beyreuther – und schluckt vorbeugend jeden Morgen 270 Milligramm Vitamin E, 200 Milligramm Vitamin C, 16 Milligramm Beta-Karotin und 50 Mikrogramm Selen.

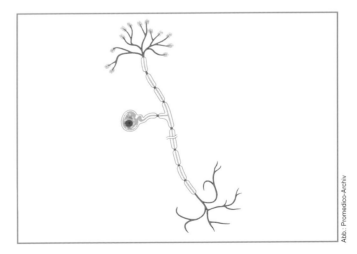

Abb.: Promedico-Archiv

Kontakte sind alles: Jeder Nervenstrang verbandelt sich mit vielen Nachbarn. Je mehr Kontakte, desto besser die geistige und körperliche Leistung. Bei Alzheimer- und Parkinson-Kranken klappt die Datenübertragung zwischen den Nerven nicht mehr.

Morbus Parkinson und die Ernährung

Mit steigendem Lebensalter trifft sie immer mehr Menschen und zerstört Teile des Gehirns: Die Schüttellähmung Morbus Parkinson, auch Parkinsonsche Krankheit genannt. An ihr leiden in Deutschland mindestens 260.000 Menschen.

Auch Prominente sind von der Krankheit betroffen. Zu ihnen gehören etwa Hollywood-Star Michael J. Fox, Sänger Peter Hofmann oder der frühere Weltmeister im Box-Schwergewicht, Cassius Clay alias Muhammad Ali.

Bei dieser Gehirnerkrankung werden Gehirnzellen zerstört, die den Neurotransmitter Dopamin produzieren. Als Ursache vermuten die Wissenschaftler unter anderem Pestizide, da Arbeiter aus der Landwirtschaft, die oft mit solchen Giften in Kontakt kommen, häufiger erkranken. Fatal: Wenn sich die ersten Krankheitssymptome zeigen, sind bereits rund 70 Prozent der Dopamin produzierenden Zellen zerstört.

Meistens zeigen sich die ersten Anzeichen durch ein rhythmisches Zittern von einer Hand oder einem Fuß, vor allem in Ruhepositionen. Oft fällt es den Betroffenen schwer, eine Bewegung überhaupt zu beginnen – oder sie dann wieder zu unterbrechen.

Die Parkinson-Krankheit trifft vor allem Menschen über 60 Jahre.

Das Gleichgewicht und das Koordinationsvermögen gehen verloren, die Patienten entwickeln einen typisch schlurfenden Gang. Auffällig ist auch eine seltsam starre Mimik, das so genannte „Maskengesicht".

Parkinson ist ebenso wie Alzheimer eine typische Erkrankung des dritten Lebensabschnittes, meist trifft es

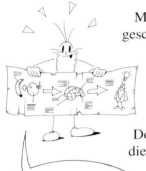

Menschen über 60 Jahre. Dabei kommt erst im fortgeschrittenen Krankheitsstadium auch ein geistiger Verfall hinzu. Grund für die Symptome ist ein langsames Absterben der Nervenzellen, die den Neurotransmitter Dopamin herstellen. Da diese Nervenzellen dunkel gefärbt sind, nennen Experten sie „Substantia nigra" – schwarze Substanz. Dopamin ist wichtig, um in bestimmten Hirnarealen die Muskelbewegungen zu regulieren.

Pestizide und freie Radikale: Auslöser der Schüttellähmung?

Behandelt wird heute mit Medikamenten, die den Dopamin-Verlust ausgleichen können. Allerdings ist diese Therapie nicht optimal: Nach etwa vier bis fünf Jahren werden die Patienten unempfindlich gegenüber den Medikamenten, sie brauchen immer öfter immer mehr davon. Nebenwirkungen sind psychische Störungen, Schwindelgefühl und Übelkeit.

Sicherlich lässt sich die Parkinsonsche Krankheit besser mit Medikamenten im Griff behalten als Alzheimer. Doch heilen können sie die Betroffenen nicht.

Deshalb heißt es auch hier: vorbeugen. Und dazu gibt es interessante Ansätze aus der Wissenschaft. In einer Langzeitstudie an über 8000 Männern aus Hawaii entdeckten die Forscher: Kaffee schützt offenbar vor Parkinson. Möglicherweise liegt das an seinem Inhaltsstoff Niacin, einem B-Vitamin: Eine andere Untersuchung ergab nämlich, dass Parkinson-Patienten deutlich weniger Niacin über die Nahrung zu sich genommen hatten als Gesunde.

Aus den USA stammen Hinweise dafür, dass die Krankheit durch freie Radikale ausgelöst wird. Schon vor Jahrzehnten entdeckten Professor Gerald Cohren und Richard Heikkila von der Mount Sinai School of

Medicine in den Gehirnen verstorbener Parkinson-Patienten chemische Veränderungen, die nur dann auftreten, wenn dort zuvor enorme Mengen freier Radikale gewütet haben. Gleichzeitig stellten die Forscher fest, dass die Konzentration an Radikalfängersubstanzen im Gehirn der Verstorbenen auffällig niedrig war. Ob Antioxidantien vor der Krankheit schützen, muss allerdings noch genauer erforscht werden.

Radikalfänger: Das Jung-Programm

Vitamin C: Der Bodyguard

Als wichtigsten Radikalfänger unter den Vitaminen brauchen Sie täglich Vitamin C. Denn schon seit Urzeiten kennt man die fatalen Folgen, die ein Vitamin C-Mangel anrichten kann. So berichteten schon 1550 vor Christus alte Schriften von Seefahrern, die nach langen Schiffsreisen krank, matt, zahnlos und mit blutendem Zahnfleisch in den Heimathäfen eintrafen.

Vitamin C macht nicht nur kranke Seeleute munter.

Ein kluger Wissenschaftler vermutete schon damals, daß diesen Männern eine Substanz fehlen müsse, die in der üblichen Schiffskost nicht enthalten war. Er hatte recht – Vitamin C steckt vor allem in frischen Früchten und Gemüsen. Erst sehr viel später haben Wissenschaftler darin die „Ascorbinsäure" entdeckt, wie das Vitamin in der Fachsprache heißt.

Eine ganz besondere Rolle spielt Vitamin C für unser Abwehrsystem, das ohne dieses Vitamin nicht funktionieren könnte. Zudem senkt der saure

Leibwächter zu hohen Blutdruck, fängt freie Radikale, die durch Tabakrauch oder Sonnenbäder entstehen, und hilft dem Körper beim Entgiften von Schadstoffen wie beispielsweise Blei und Kadmium. Auch die Nachrichtenkuriere im Gehirn brauchen Vitamin C – vor allem bei Stress: Es ist wichtig für die Umwandlung von Dopamin in den Power-Botenstoff Adrenalin und arbeitet an der Produktion des Beruhigungsboten Serotonin mit.

Die Vitamine C und E sind die Feinde von freien Radikalen.

Viele Studien haben gezeigt, wie wirksam die Ascorbinsäure den Körper vor Altersschäden schützt. Wer genügend Vitamin C tankt, senkt sein Risiko für Arteriosklerose, Grauen Star oder Herzinfarkt und behält ein strafferes Bindegewebe. Diese Schutzwirkung lässt sich noch mit anderen Vitalstoffen wie dem Vitamin E verstärken.

Vitamin E: Das Jugendvitamin

Vitamin E ist der Kompagnon des Vitamin C. Es schützt den Körper vor vielen Umweltattacken, die ihn letztlich altern lassen. Wie das Vitamin C ist es ein schlagkräftiger Polizist gegen freie Radikale. Es schützt Fette im Körper vor der Oxidation – und damit vor allem die Zellwände vor Schäden.

Forscher der New Yorker Columbia Universität wiesen gerade nach: Hoch dosiertes Vitamin E bremst bei Alzheimer-Patienten deutlich das Fortschreiten der Gehirnerkrankung. Auch eine Arbeitsgruppe vom Münchner Max-Planck-Institut zeigte: Vitamin E schützt Nervenzellen vor oxidativem Stress und vermutlich vor Alzheimer. Aber erst gemeinsam mit der Vitamin A-Familie sind die Bodyguards komplett.

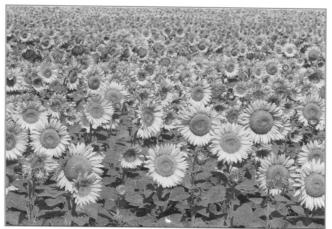

Sonnenblumenöl ist ein guter Lieferant für Vitamin E –
ein wichtiger Schutzfaktor für Gefäße und Nerven.

Vitamin A: Der Schutzmeister

Zum optimalen Schutz vor Altersschäden gehört auch
Vitamin A oder, besser noch, seine Vorstufen
(Provitamine). Vitamin A hält Augen und Haut gesund,
hilft bei der Produktion wichtiger Hormone, fängt
freie Radikale und unterstützt so bei der Krankheits-
vorbeugung – andererseits sammelt sich schnell zu
viel von diesem fettlöslichen Vitamin im Körper an,
weil es der Körper nicht rasch genug abbauen kann.

Deshalb sorgt man besser für eine gute Versorgung
mit Beta-Karotin, einer Vitamin A-Vorstufe. Daraus
kann der Körper so viel Vitamin A herstellen, wie er
braucht – den Rest entsorgt er problemlos. Beta-
Karotin steckt beispielsweise in Möhren, Petersilie
und Spinat. Das Provitamin schützt – vor allem im
Verbund mit den Vitaminen C und E – vor freien

Radikalen, also wahrscheinlich auch vor dem vorzeitigen Tod von Hirnzellen. Exzellenten Schutz bieten gleich mehrere Familienmitglieder der Karotine. Dazu gehören etwa die „Lycopine" in Tomaten sowie das Lutein und Zeaxanthin in dunklem Blatt- und Kohlgemüse.

Aber diese gesunden Karotine haben ihre höchste Schutzwirkung erwiesenermaßen nur dann, wenn sie aus natürlichen Quellen wie Obst und Gemüse stammen. Denn nur dann kommen auch weitere sekundäre Pflanzenschutzstoffe im Körper als zusätzliche Gesundheitswächter.

Am wirksamsten in Obst & Gemüse: Vitamin A und seine Verwandten.

Selen: Der Giftmüllentsorger

Kaum ein Spurenelement hat im Körper so wichtige Aufgaben wie das Selen. Zum einen ist es ein zentrales Teilchen beim Aufbau der verschiedensten Enzyme, also winzigen Eiweißverbindungen, ohne die im Körper überhaupt nichts funktioniert.

Vor allem Enzyme, die an der Giftmüllentsorgung im Körper beitragen, brauchen Selen. Eines dieser Enzyme ist die Glutathionperoxidase, die dafür sorgt, dass wichtige Mitspieler im Immunsystem richtig funktionieren. Dieses Enzym, für das Selen ein unerlässlicher Baustein ist, wirkt als potenter Radikalfänger. Mehrere Untersuchungen haben mittlerweile gezeigt, dass Selen offenbar auch vor Krebs schützt.

Pflanzen: Die Gesundheitspolizisten

Lange betrachteten Forscher Vitamine und Spurenelemente als die wirksamsten Fänger freier Radikale, die

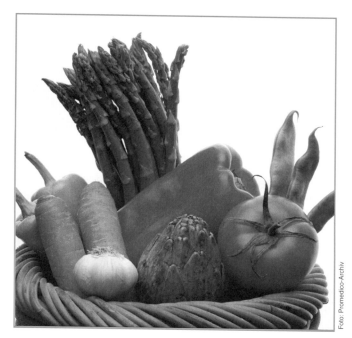

Foto: Promedico-Archiv

*Die sekundären Pflanzeninhaltsstoffe sind beispielsweise Farb-
und Geruchsstoffe in Obst und Gemüse. Ihre Schutzwirkung steht
heute im Mittelpunkt der Forschung.*

es überhaupt geben kann. Heute wissen die Forscher:
Die so genannten „Phytochemicals" (zu deutsch:
sekundäre Pflanzeninhaltsstoffe) schlagen die bekannten Schutzsubstanzen offenbar noch um Längen. Zu
ihnen zählen beispielsweise die so genannten Bioflavonoide, die in der Schale vieler Früchte stecken.
Speziell Beeren und viele Südfrüchte sind wahre
Bioflavonoid-Bomben.

Vor allem die Chinesen und Japaner kennen und
schätzen die Schutz- und Heilwirkung einer Pflanze,

die besonders viele so genannte Lignane enthält: die Schisandra-Frucht. Von dort kommen nun auch wissenschaftliche Studien, die die Bedeutung dieser Pflanze und ihrer Inhaltsstoffe immer stärker betonen. So konnten Forscher beweisen, dass Lignane aus der Schisandra-Frucht ebenfalls potente Radikalfänger sind – sie sollen hierbei das Vitamin E sogar um Längen schlagen können.

Fitte Adern, fittes Hirn

Häufigster Grund für die zunehmende Vergesslichkeit und Schusseligkeit im Alter sind allerdings zumeist nicht Alzheimer oder Parkinson: Bei den meisten Menschen klappt die Versorgung des Gehirns mit Blut und damit mit Sauerstoff nicht mehr richtig.

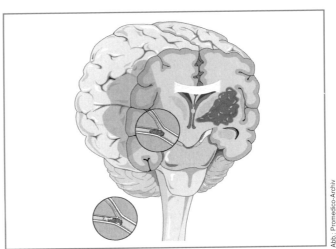

Abb.: Promedico-Archiv

Verstopft ein Blutpfropf eine Ader im Gehirn, bekommt das dahinter liegende Gewebe keinen Sauerstoff mehr und stirbt ab – der Schlaganfall ist da.

Entweder setzen Fettablagerungen den feinen Äderchen selbst zu, die das Gehirn versorgen, oder aber Gefäßverengungen an den Halsschlagadern drosseln den Blutstrom ins gesamte Hirn.

Ist dagegen ein Gefäß im Hirn selbst verengt, können sowohl haarfeine Adern als auch große Blutgefäße zum Engpass werden. Verschließen sie sich ganz oder bleibt ein Blutpfropf hängen, kommt es zum Schlaganfall. Je nachdem, an welcher Stelle der Korken in der Ader sitzt, sterben dahinter liegende große oder kleinere Areale im Gehirn ab.

Das Ausmaß des Schadens hängt davon ab, wie groß und wie wichtig die Region ist, die das verschlossene Gefäß versorgte. Im Extremfall stirbt der Kranke, andere tragen Lähmungen und Sprachstörungen davon. Sind nur kleine Regionen betroffen, können solche Hirninfarkte auch mehr oder minder unbemerkt ablaufen. Aber auch jede mangelhafte Durchblutung von Gehirnregionen, die noch nicht zum Zelltod führt, kann die Gehirnleistung schon beeinträchtigen.

Manche Schlaganfälle bleiben fast unbemerkt.

Nährstoffe halten die Adern frei

Einer der Hauptgründe für den schleichenden Gedächtnisverlust ist also häufig nichts anderes als die weit verbreitete Arteriosklerose – nur betrifft sie hier die Adern im Gehirn. Dass Nährstoffe vor Gefäßverkalkung schützen können, gilt heute schon als bewiesen: Die Arteriosklerose zählt heute klar zu den ernährungsbedingten Krankheiten. Denn: Wer zu viel, zu fett und zu süß isst, sich zu wenig bewegt und vor allem seinem Körper zu wenig Vitamine bietet, verstopft seine Adern und ist hoch gefährdet.

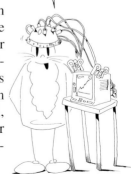

Im Team unschlagbar: Sekundäre Vitalstoffe

Was steckt drin?	Worin stecken sie zum Beispiel?	Gegen Krebs	Gegen Bakterien	Gegen Gefäßverkalkung	Gegen Cholesterin	Hemmen Entzündungen	Steigern das Immunsystem	Fangen freie Radikale
Karotinoide (*am häufigsten als Beta-Karotin*)	Möhren (Karotten) Brokkoli Aprikosen Grünkohl Petersilie Orangen Tomaten (Lycopin)							
Phytosterine	Petersilienöl Sojaöl Borretschöl Weizenkeimöl Petersilienwurzel-extrakt Sesamöl							
Saponine	Kichererbsen Lecithin Sojabohnen Spinat Aloe-Vera							

Was steckt drin?	Worin stecken sie zum Beispiel?	Wogegen wirken sie?						
		Gegen Krebs	Gegen Bakterien	Gegen Gefäßverkalkung	Gegen Cholesterin	Hemmen Entzündungen	Steigern das Immunsystem	Fangen freie Radikale
Phenolsäuren *(Kaffeesäure, Ferulasäure, Ellagsäure)*	Heidelbeeren Hagebutten Brombeeren Himbeeren Grünkohl							
Lignane *Schisandrol B, Schisandrol C, Schisandrol D*	Schisandra-Frucht							
Flavonoide *(Rutin, Anthocyane, Quercetin)*	Hagebutten Holunder alle roten, gelben und blauen Früchte und Gemüse							
Sulfide	Zwiebeln Knoblauch Schnittlauch Schalotten							
L + Milchsäure *(aus sauer vergorenen Säften)*	Möhren Rote Beete Sauerkraut							

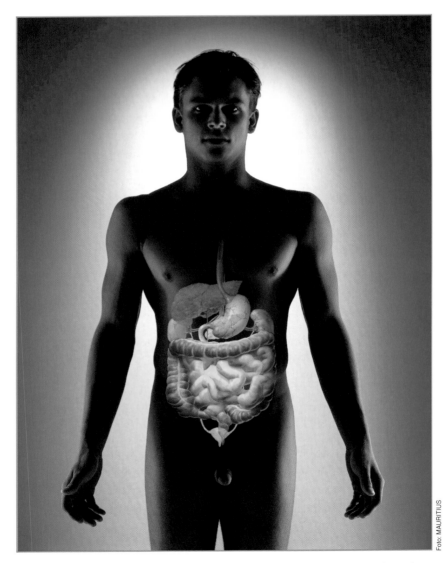

Unser Darm ist viel mehr als nur ein Abflussrohr: Hier treten alle Nährstoffe in den Körper. Damit dies reibungslos klappt, ist auch eine intakte Darmflora wichtig.

Foto: MAURITIUS

DER GRIPS SITZT AUCH IM DARM

„Der Tod sitzt im Darm", sagt eine alte Weisheit. Man könnte es auch weniger bedrohlich formulieren: gesunder Darm – gesunder Mensch. Wir wissen heute viel über dieses wichtige Organ, das viel mehr ist als ein Abflussrohr. Er ist nicht nur unser wichtigstes Immunorgan, sondern auch der Ort, an dem alle Nährstoffe in den Körper übertreten.

Wie wichtig Nährstoffe für unsere Hirnfitness und schließlich für unser ganzes Wohlergehen sind, haben Sie in den letzten Kapiteln erfahren. Dies alles nutzt aber nichts, wenn die Nährstoffe nicht ins Blut gelangen und dann dem Körper nicht zur Verfügung stehen.

Deshalb lohnt es sich, einmal einen genaueren Blick auf unser Ökosystem Darm zu werfen – auch wenn der Gedanke zunächst etwas seltsam anmutet, dass unsere Verdauung etwas mit Lern- und Leistungsfähigkeit oder sogar Stimmungen zu tun haben soll.

Unser Darm ist viel mehr als nur ein Abflussrohr.

Und dennoch: Lassen Sie sich doch einmal einige Redewendungen auf der Zunge zergehen: „Ein voller Bauch studiert nicht gern" trifft genauso zu wie „Liebe geht durch den Magen". Wem etwas „auf den Magen geschlagen" ist, der wird auch keine geistigen Höchstleistungen vollbringen. Die Weisheit lässt sich eben doch mit Löffeln fressen.

Ökosystem Darm

Der Darm kann nur richtig funktionieren, wenn es seinen kleinen Helfershelfern gut geht: An der Darmschleimhaut leben Millionen und Abermillionen nützliche Bakterien, auf deren stetige Arbeit wir dringend angewiesen sind. Dieses „Ökosystem Darm" setzt sich aus etwa 500 Bakterienarten zusammen, die ihrerseits natürlich auch einen sehr aktiven Stoffwechsel haben. Gutartige Darmbakterien besetzen die Oberfläche der Darmschleimhaut und verhindern so, dass sich krank machende Keime dort häuslich niederlassen können. Sie dienen quasi als Platzhalter.

Eine schlechte Darmflora öffnet Allergien die Tür.

Außerdem feuern sie das Immunsystem an. Zwar sind diese Keime harmlos, aber sie stimulieren dennoch durch ihre Anwesenheit die Immunabwehr an der Darmschleimhaut. Denn dort werden unglaubliche Mengen von Abwehrkörpern gebildet, die der Organismus an anderer Stelle wieder brauchen kann – beispielsweise bei Atemwegsinfektionen. Denn egal, wo Antikörper gebildet werden: Sofort hat der Körper ihresgleichen an allen Schleimhäuten parat. Deshalb schützt eine stabile und gute Darmflora auch allgemein vor Infektionskrankheiten.

Eine schlechte Darmflora hingegen verursacht Völlegefühl, Blähungen, Verstopfung und/oder Durchfall und fördert die Übersäuerung des Körpers. Immunologen vermuten sogar, dass eine schlechte Darmflora Allergien begünstigt. Schlimmer noch: Durch eine gestörte Darmflora können im Darm Giftstoffe entstehen, die die Leber kaum noch entschärfen kann – und die schließlich sogar auf dem Blutweg ins Gehirn gelangen können. Auf diese Weise kann ein kranker Darm zur Gefahr für unsere Denkzentrale werden.

Eine gute und stabile Darmflora gilt unter Experten als die beste Voraussetzung dafür, dass Nährstoffe ins Blut übertreten können. Erst das komplizierte Zusammenspiel zwischen Bakterien und Darmschleimhaut schafft offensichtlich das spezielle Klima, das Nährstoffen die Passage ins Blut ermöglicht. Grund genug, diesen gutartigen Untermietern das Leben so angenehm wie möglich zu machen – etwa, indem wir sie mit Ballaststoffen füttern.

Ganz schön gesunder Ballast

Überflüssiger Ballast – diese Redewendung können Sie vergessen, wenn es um Ballaststoffe geht. Diese sind nicht nur nützliches Bakterienfutter – viele wissenschaftliche Untersuchungen haben bis heute gezeigt, dass eine ballaststoffreiche Ernährung zu hohe Blutfette senkt, vor Arteriosklerose und Herzinfarkt und möglicherweise sogar vor Krebs schützt.

Ballaststoffe sind pflanzliche Kohlenhydrate, die in ein festes Fasergerüst eingebettet sind und die unverdauliche Bestandteile enthalten, die nicht über den Dünndarm ins Blut schlüpfen können. Man unterscheidet dabei zwei Arten: die löslichen Ballaststoffe und die unlöslichen.

Ballaststoffe schleppen Gifte in die Kanalisation.

Unlösliche Ballaststoffe sind zum Beispiel die Zellulosefasern aus Getreide. Sie wandern unverdaut bis in den Dickdarm, quellen dort auf und beschleunigen den Stuhlgang.

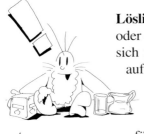

Lösliche Ballaststoffe sind beispielsweise Quellstoffe oder das Pektin aus Äpfeln, Obst und Gemüse: Sie lösen sich im Dünndarm in Flüssigkeit auf und quellen dort auf, verzögern damit die schnelle Nährstoffaufnahme ins Blut. Sie binden gefährliche freie Hormone, Gallensäuren und Giftstoffe. Im Dickdarm dienen sie guten Darmbakterien als Leibspeise und sorgen für einen schnellen Abtransport des Stuhls.

Bifidusbakterien sind die Bodyguards des Darms. Oligo-Fruktose macht sie fit.

Zu den löslichen Ballaststoffen zählt auch ein bestimmter Mehrfachzucker, der die Forscher derzeit fasziniert: die Oligo-Fruktose. Denn auf diese riesigen Zuckerteile, die im Dünndarm nicht geknackt werden können, stürzen sich im Dickdarm sofort gutartige Darmkeime, die Bifidusbakterien. Diese Schutzbakterien besitzen chemische Substanzen, die Gifte im Darm binden. Zusätzlich produzieren die hilfreichen Keime aus Oligo-Fruktose oder auch aus dem Mehrfachzucker Inulin (in Gemüse, Getreide, Chicoreewurzeln) kurzkettige Fettsäuren, die das Wachstum einer gesunden Bakterienflora allgemein stark stimulieren.

Nieder mit dem Blutfettspiegel

Daneben hat Oligo-Fruktose noch eine weitere wichtige Eigenschaft: Die Fettsäuren aus dem Inulin- und

Spezial: Der Darm – das zweite Gehirn

Unsere Verdauungsfabrik ist die Außenstelle des Gehirns: Darin halten rund 100 Millionen Nervenzellen ständig Funkkontakt zum Gehirn. Auch im Darm werden mindestens 40 Nervenbotenstoffe, etwa Endorphine oder das Serotonin, gebildet. Experten bezeichnen das Darm-Hirn als „enterales Nervensystem".

Oligo-Fruktose-Stoffwechsel der Bakterien gelangen in die Leber, wo auch ein großer Teil des anderen Fettstoffwechsels des Körpers reguliert wird.

Inulin und Oligo-Fruktose senken über diesen Umweg den Blutgehalt am herzschädlichen LDL-Cholesterin und verbessern zugleich das Verhältnis des „guten" HDL-Cholesterins zum „schlechten" LDL-Cholesterin. Auf diese Weise liefern diese Mehrfachzucker einen preiswerten und wirksamen Arteriosklerose-schutz und senken damit das Risiko für eine Verengung der Hirnarterien. Mit anderen Worten: Sie sorgen auf diese Weise für einen gesunden Darm – und gleichzeitig für ein fittes Gehirn.

Milchsäure – Streicheleinheiten für die Darmflora

Ein ideales Klima für gutartige Darmbakterien bieten auch milchsauer vergorene Produkte wie etwa Sauerkraut oder spezielle Säfte: Zum einen schaffen diese Produkte ein Milieu mit dem idealen Säuregrad im Darm: Den macht ein zu saures Milieu nämlich gar nicht lustig. Denn das schlägt gutartige Darmbakterien in die Flucht – und „Hausbesetzer" wie etwa Darmpilze können sich breit machen.

Sauerkraut und Joghurt schlagen Pilze in die Flucht.

Zum anderen aber liefern Sauerkraut & Co. vermehrungsfähige, nützliche Keime wie etwa die Bifidus- und Acidophilusbakterien. Diese Keime stecken auch im Joghurt. Übrigens nennt man solche Joghurts „probiotisch", wenn sie lebende Keime für den Darm enthalten. Von „präbiotisch" spricht man, wenn Lebensmittel optimales Futter, etwa das Inulin, für die guten Darmbakterien enthalten.

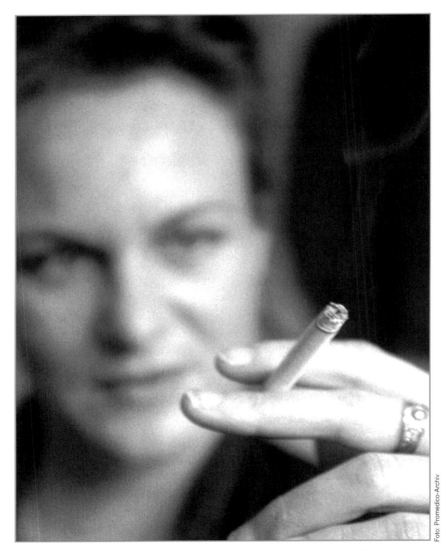

Foto: Promedico-Archiv

Der blaue Dunst: ein zweischneidiges Schwert! Zwar verbessert das Nikotin das Kurzzeitgedächtnis. Doch Vorsicht: Das Risiko für Herz und Hirn ist viel größer als der Nutzen.

TIPPS UND TRICKS

In den letzten Kapiteln haben Sie viel über den Zusammenhang von Nährstoffen und einer optimalen Hirnfitness erfahren. Mit ein paar Tricks und Kniffen – neben einer guten Nährstoffversorgung – können Sie Ihre Konzentrations- und Leistungsfähigkeit allerdings noch weiter steigern. Das gilt sowohl für die Besprechung gleich morgen früh als auch für die Jahre bis zu Ihrem 90. Geburtstag.

Kaffee & Co.: Das sollten Sie wissen

Zu einer guten, ausgeglichenen und verlässlichen Konzentrations- und Leistungsfähigkeit gehört zunächst, daß Sie Ihren Konsum von Kaffee, Tee, Nikotin oder auch Alkohol einschränken, denn deren Wirksubstanzen sind nur scheinbar gute Möglichkeiten, sich je nach Bedarf aufzuputschen oder zu entspannen.

Kaffee oder Nikotin stellen Ihnen Konzentrationsfallen.

Tatsächlich aber laufen Sie mit diesen „Psychokrücken" Gefahr, in ein Konzentrationsloch zu fallen. Zumindest, wenn Sie die falschen Dosierung wählen. Wobei es natürlich bei den Glimmstängeln nur eine richtige Dosierung gibt: Null pro Tag.

Kaffee: Power nur für kurze Zeit

Ohne ihn geht scheinbar in deutschen Büros gar nichts: der Kaffee. In dem schwarzen Muntermacher steckt die belebende Substanz Koffein, deren chemische Verwandte auch im Tee (als Teein) und in der Kakaobohne stecken.

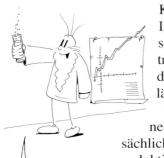

Koffein wirkt tatsächlich enorm auf das Gehirn. Im Laborversuch von Forschern des israelischen Weizmann-Instituts führte der Türkentrank zu einer bis drei Stunden andauernden deutlichen Vergrößerung von Nervenzell-Ausläufern (Dendriten) in der Lernabteilung des Gehirns und zu neuen Nervenzell-Formationen. Weitere Studien zeigen, dass Koffein tatsächlich kurzfristig den Gedankenfluss und die Produktivität steigert.

Wenig Kaffee macht das Gehirn schlau – viel macht krank.

Aber jetzt kommt's: Die Dosis macht das Gift. Forscher meinen, dass bis zu drei Tassen pro Tag vor allerhand Krankheiten wie Gallensteinen, Depressionen oder Leberzirrhose schützen. Wer aber vier Tassen und mehr trinkt, erhöht das Risiko für Schlaganfall, Osteoporose und sogar Rheuma.

Auf jeden Fall hat das Getränk eine Fußangel: Nachdem der Körper das Koffein abgebaut hat, tritt oft ein Müdigkeitsgefühl ein. Wann dieser Zeitpunkt kommt, hängt von verschiedenen Faktoren ab. Dazu zählen die Art des Frühstücks ebenso wie die aufgenommene Flüssigkeitsmenge und auch die Gewöhnung des Körpers an das Koffein.

Im Zweifel fürs Gehirn: Ein oder zwei Tässchen Kaffee wird Ihnen Ihre Denkfabrik sicherlich nicht übel nehmen.

Das Hirn unter Dampf: Nikotin

Auch der Griff zum Glimmstängel scheint für viele zunächst eine Leistungssteigerung zu versprechen. Und tatsächlich: Die Wirksubstanz Nikotin aus den

Tabakblättern passt wie ein perfekter Schlüssel an die Andockstellen für den Power-Neurotransmitter Acetylcholin im Gehirn. Dort lagern sie sich an und sorgen dafür, dass das Gehirn ständig das Signal „höchste Konzentration" bekommt.

Doch Vorsicht: Auch hier lässt die Wirkung nach Abbau des Giftes wieder rasch nach. Dann ist entweder der Leistungsknick oder der Griff zur nächsten Zigarette vorprogrammiert – und die schädliche Wirkung des Rauchens auf die Gefäßwände ist hinreichend bekannt: Die Gefäßgifte aus Zigaretten tragen zur Adernverkalkung bei, was wiederum auf Dauer unter anderem die Hirndurchblutung drosselt.

Alkohol: Geist aus der Flasche?

Nach einem Stresstag fällt der Griff zur Flasche als Entspannungshelfer allzu leicht. Früher wetterte man allgemein über die schädliche Wirkung des Hopfen- und Rebensaftes, heute allerdings weiß man, dass ein Gläschen Rotwein am Tag der Gesundheit sogar zuträglich ist. Der Grund dafür sind Substanzen wie etwa das gefäßschützende Resveratol im roten Weinfarbstoff, die als Radikalfänger fungieren.

Alkohol verspricht Entspannung – und bringt den Durchhänger.

Das Problem ist, dass es meistens nicht bei einem Gläschen bleibt. Und dann wird Alkohol zum Verdruss. Denn abends erweist sich der Geist aus der Flasche als wahrer Schlafstörer – und morgens als Konzentrationskiller. Alkohol vermindert die Schlafqualität, hindert am ungestörten Durchschlafen. Da sieht dann nicht nur Ihr Kopf am nächsten Morgen ganz schön alt aus.

Der Durchhänger am nächsten Tag ist dann also vorprogrammiert – ebenso wie vielleicht der Griff zum Kaffee, Tee und/oder zur Zigarette. Und so weiter.

Noch schlimmer: Alkohol ist ein Nährstoffräuber: Er entzieht dem Körper ausgerechnet die Substanzen, die er für eine gute Konzentrationsfähigkeit braucht. Dazu zählen vor allem die B-Vitamine (siehe auch Kapitel 4).

Mein Tipp: Nichts gegen ein Glas Rotwein oder eine Tasse Kaffee mit Freunden. Aber bauen Sie nicht auf Nikotin, Alkohol oder Kaffee, wenn Sie sich stundenlang konzentrieren müssen. Denn sonst haben Sie auf Sand gebaut.

Hirnjogging – Schwung für die grauen Zellen

Geistige Spitzenleistungen sind zum Teil auch Trainingssache, denn anders als bei Computern lässt sich der menschliche Arbeitsspeicher trainieren. Um die Informationen schnell verarbeiten zu können, müssen zwischen den Nervenzellen möglichst viele Verbindungen bestehen. Je mehr Zellkontakte, desto besser funktioniert der Denkapparat. Bis zu 200.000 zarte Bande kann eine Nervenzelle bei Superhirnen knüpfen. Durchschnittlichen Zeitgenossen genügen rund 1000 Schaltstellen für ihr Tagwerk.

Bis zu 200.000 Kontakte kann eine einzige Nervenzelle knüpfen.

Diese Nervenverknüpfung lässt sich stimulieren. Vor allem das „Gehirnjogging" macht die Hirnnerven kontaktfreudiger. Ein spezielles Aufbautraining kurz vor einer Prüfung oder einem Meeting fördert bestimmte Gehirnareale oder frischt sie wieder auf.

Menschen im Berufsleben haben meist einen sehr leistungsfähigen Kurzzeitspeicher, meinen Experten. Bei speziellen Kursen fand man aber heraus, dass sogar deren Hirnleistung noch steigerungsfähig war. Manager erreichen Fachleuten zufolge offenbar eine optimale Gehirnleistung, wenn sie täglich fünf bis zehn Minuten Hirnjogging absolvieren. Solche Übungen sind auch die beste Vorbereitung auf eine schwierige Verhandlung: Sie verbessern Aufnahmebereitschaft und Informationsverarbeitung.

Einfach ist der Hirnjogging-Parcours allerdings nicht: Ein Papagei mit drei Buchstaben ist ein Ara – solche Kreuzworträtsel-Banalitäten sind ungeeignet für richtiges Gehirnjogging. Gute Hirntrainer fordern ihre Schützlinge härter: Profis können das Wort Papagei ohne Nachzudenken in Rekordzeit rückwärts buchstabieren. Dabei ruft das Gehirn nicht wie bei der Antwort „Ara" Informationen aus dem Langzeitgedächtnis ab, sondern knackt die Kopfnuss direkt im Arbeitsspeicher.

Dieses mentale Aufwärmtraining können Sie Ihrem Gehirn, wie gesagt, auch gönnen, bevor es in der Prüfung oder der Verhandlung richtig zur Sache geht. Dafür gibt es bestimmte Übungen, die sogar die später besonders gewünschte Fähigkeit speziell ansprechen.

Superhirne buchstabieren „Papagei" fließend rückwärts.

Kommt es einmal auf Wortfindung und Kreativität an,
lösen Sie folgende Aufgabe:

WORTFINDUNG UND KREATIVITÄT: WORTANFÄNGE

Bitte suchen Sie mindestens 15 Wörter, die mit den Buchstaben Schr...
beginnen: Beispiele: Schrank, Schreiner.

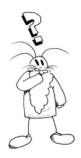

1. Schr_____

2. Schr_____

3. Schr_____

4. Schr_____

5. Schr_____

6. Schr_____

7. Schr_____

8. Schr_____

9. Schr_____

10. Schr_____

11. Schr_____

12. Schr_____

13. Schr_____

14. Schr_____

15. Schr_____

Und spielen Zahlen gleich eine wichtige Rolle,
ist dieses Aufwärmtraining richtig:

KURZZEITGEDÄCHTNIS: ZAHLEN

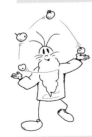

Lesen Sie die unten stehenden Zahlen mehrfach durch. Verdecken Sie dann
bitte die Zahlen und kreuzen Sie in der Tabelle auf der nächsten Seite die
richtige unter einer Auswahl von ähnlichen Zahlen an.

030/475 23 43

12 345

78,390

12.7.1872

591 m^3

1,435

KURZZEITGEDÄCHTNIS: ZAHLEN

Kreuzen Sie bitte die Zahl an, von der Sie meinen, dass es die Richtige ist.

591 m²	78,390	12.8.1872
519 m³	87,093	13.8.1871
591 m³	87,309	13.7.1882
592 m³	78,309	12.7.1872
1,453	12 435	030/457 43 23
1,435	13 452	030/457 23 43
14,53	12 345	030/475 43 23
1,543	12 543	030/475 23 43

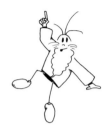

Vergleichen Sie bitte, ob die von Ihnen angekreuzten Zahlen die richtigen sind.

Wollen Sie Ihr Kurzzeitgedächtnis aufpeppen,
machen Sie sich an folgende Aufgabe:

KURZZEITGEDÄCHTNIS: BILDER

Bitte schauen Sie sich das folgende Bild aufmerksam an,
verdecken Sie es dann und beantworten Sie die Fragen.

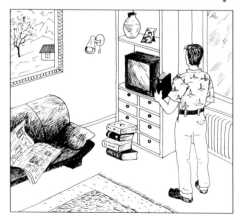

Wie viele Bücher liegen auf dem Boden?

Was zeigt das Bild an der Wand?

Welches Muster hat das Hemd des Mannes?

Wie viele Schubladen hat der Schrank?

Was steht neben der Blumenvase auf dem Regal?

Was liegt auf dem Sofa?

Wenn Sie die Fragen beantwortet haben, vergleichen Sie Ihre Ergebnisse mit dem Bild.

Zu dieser Art des Gehirnjoggings gibt es heute viele interessante Bücher mit immer neuen Aufgaben. Die Investition lohnt sich sicher. Die abgedruckten Aufgaben sind dem Buch „Konzentration und Gedächtnis" von Sabine Krämer und Klaus Dieter Walter entnommen. Es ist im Lexika Verlag erschienen und kostet 39,80 DM.

Schlaffe Muskeln, schlaffes Hirn.

Auch der Körper muss fit sein

Der gesunde Geist braucht außerdem offensichtlich immer noch einen gesunden Körper: Wer seinen Denkapparat allein auf Joggingtour schickt und selbst den ganzen Tag schlaff im Bürosessel lehnt, kommt nicht weit. „Wer wissen will, wie kraftlos sein Gehirn ist, sollte am besten seine Beinmuskeln anfassen", bringen es Hirnforscher auf den Punkt.

Die Erklärung ist einfach: Sport und körperliche Betätigung kurbeln den Kreislauf an, beliefern unser Hirn mit Sauerstoff, produzieren Endorphine (Glückshormone) – und lassen möglicherweise sogar neue Nervenzellen sprießen. Günstig ist körperliche Bewegung auch, weil sie die Zellen empfindlicher gegen Insulin macht und damit vor Diabetes schützt – und weil sie hilft, Stresshormone abzubauen. Diese können laut Untersuchungen Nervenzellen schädigen und kreatives, produktives Denken blockieren.

Und noch ein Vorteil: Regelmäßige Bewegung schiebt das Altern hinaus. Jahrelang. Denn dänische Forscher fanden gerade heraus: Wer regelmäßig läuft, lebt sieben Jahre länger!

Der Magen denkt mit

Mit einer entsprechenden Mahlzeit lassen sich Stimmung und Leistungsfähigkeit deutlich beeinflussen. Ohne jetzt bis ins Detail gehen zu müssen: Wählen Sie eine eiweißreiche Mahlzeit, wenn geistige Leistungsfähigkeit angesagt ist, und eine kohlenhydratreiche, wenn Sie sich entspannen wollen.

Zum Frühstück geben Sie deshalb lieber Milchprodukten wie Käse oder Quark den Vorzug, genauso wie magerer Wurst und Vollkornbrot. Dazu lieber ein Glas Saft. Trinken Sie jetzt schon Kaffee, bekommen Sie den ersten Leistungsknick aller Voraussicht nach genau zum Morgenmeeting. Schlechtes Timing für kluge Köpfe.

Mittags wählen Sie lieber ein Stück Fisch oder mageres Fleisch in Kombination mit Gemüse und/oder Salaten. Das liefert Eiweiße und Ballaststoffe – und schaltet Ihre Denkfabrik nicht ab, nur weil umfangreiche Verdauungsarbeiten Vorrang haben.

Abends dann ist es Zeit für Pasta oder Kartoffeln. Übrigens: Ein Glas Milch mit Honig ist manchmal die bessere Schlafhilfe als ein Glas Rotwein. Ein gutes Buch zu diesem Thema ist im vgs-Verlag erschienen: Gudrun Dalla Via: „Power-Nahrung fürs Gehirn." Darin finden Sie hervorragende Rezepte und Ernährungstipps.

Zur Pause Obst statt Schokoriegel. Das macht fit für den Nachmittag.

GLOSSAR

Acetylcholin:
Neurotransmitter, der an Gedächtnisfunktionen beteiligt ist. Wesentlicher Bestandteil dieses Power-Neurotransmitters ist das Cholin, das wiederum im Lecithin enthalten ist. Acetylcholin ist der wichtigste und am längsten bekannte Neurotransmitter.

Alzheimersche Krankheit:
Krankheit mit fortschreitendem Gedächtnisschwund und Verfallserscheinungen. Die Betroffenen sterben in völliger geistiger Umnachtung.

Aminosäuren:
Bausteine der Eiweiße. Einige von ihnen können wir selbst herstellen, andere müssen wir hingegen über die Nahrung aufnehmen. 25 Aminosäuren sind bekannt, davon sind neun lebensnotwendig (essentiell).

Antioxidantien:
Substanzen, die verhindern, dass aggressiver Sauerstoff andere, wichtige chemische Verbindungen oder Strukturen angreift und zerstört. Sie werden auch von Chemikern zur Haltbarmachung von Lebensmitteln genutzt.
Wichtige Antioxidantien sind die Vitamine A, C, E und Selen. Siehe auch „Radikalfänger".

Bioflavonoide:
Auch Vitamin P-Komplex genannt. Schutzstoffe, mit denen sich Pflanzen gegen ihre natürlichen Feinde

wehren. Sie sitzen in der Schale vieler Früchte, vor allem von Zitrusfrüchten. Sie schützen vor Infektionen und Zellschäden.

Blut-Hirn-Schranke:
Zellschichtbarriere, die das Gehirn vor schädlichen Substanzen schützt. Sie filtert alles potentiell Gefährliche aus dem Blut und lässt es nicht passieren. Ein Problem auch für viele Medikamente, die zwar gegen Hirnkrankheiten wirken könnten, diese Schranke aber nicht überwinden können.

Carnitin:
Korrekt: L-Carnitin. Substanz, die vor allem im Fleisch steckt und beim Menschen für den Eiweiß- stoffwechsel und für die Energiegewinnung in den Muskeln wichtig ist.

China-Restaurant-Syndrom:
Bekannt geworden durch den Geschmacksverstärker Natriumglutamat, der vor allem in chinesischen Restaurants reichlich bei der Speisezubereitung einge- setzt wurde. Viele Menschen hatten auf diesen Geschmacksturbo mit Kopfschmerzen oder Übelkeit reagiert.

Darmflora:
„Wohngemeinschaft" von Bakterien im Darm, die zum Teil auch Vitamine (K- und einige B-Vitamine) produzieren. Kommt es zur Fehlbesiedelung im Darm, bei der sich Pilze oder einzelne Bakterien übermäßig ausbreiten, sind oft Blähungen, Durchfall oder sogar Darmentzündungen die Folge. Vor allem längere Antibiotika-Einnahme stört die Darmflora.

DHA:
Docosahexaensäure. Gehört zu den langkettigen, essentiellen Omega-3-Fettsäuren, wird im Körper aus Alphalinolensäure hergestellt. Kommt vor allem in Fettfischen (Makrele, Lachs, Hering) vor.

EEG:
Elektroenzephalographie = Hirnstrommessung. Feine Elektroden spüren die schwachen elektronischen Hirnströme auf und machen sie in Kurven sichtbar.

Endorphine:
Neuropeptide (siehe auch dort), die wie körpereigenes Morphium wirken und glücklich wie auch schmerzunempfindlich macht. Bekannt sind sie als Verursacher des „Runners High", dem Glücksrauschgefühl, das Langstreckenläufer und andere Extremleistungssportler unter höchster Anstrengung erleben.

Enzym:
Eiweißstoff, der jeweils einen speziellen Stoffwechselvorgang beim Auf- und Abbau von Substanzen im Körper anschiebt.

EPA:
Eicosapentaensäure. Langkettige essentielle Omega-3-Fettsäure. Wird im Körper wie DHA hergestellt, steckt ebenfalls vor allem in Fettfischen.

Freie Radikale:
Chemisch wild gewordenes Sauerstoffatome die auf der Suche nach Reaktionspartnern körpereigene Eiweiße

und Fettsäuren angreift und so Zellen beschädigt. Auf diese Weise können Körperzellen zu Krebs entarten.

Fruktose:
Fruchtzucker, beispielsweise der Zucker aus Obst. Hängen mehrere Fruktose-Moleküle aneinander, spricht man von Oligo-Fruktose.

GABA:
Gamma-Amino-Buttersäure. Neurotransmitter, der für Ruhe und Ausgeglichenheit sorgt.

Glukosetoleranz:
Die Fähigkeit des Körpers, den Blutzuckerspiegel konstant zu halten – auch nach einer Zuckerorgie. Ist sie gestört, ist dies die Vorstufe von Diabetes (Zuckerkrankheit).

Glutamat
Salz der Aminosäure Glutaminsäure. Kommt auch als stark erregender Neurotransmitter vor. Bei einem Schlaganfall treibt eine übermäßige Ausschüttung von Glutamat übererregte Hirnzellen quasi in den Selbstmord. Glutamat wird auch als Geschmacksverstärker verwendet (siehe China-Restaurant-Syndrom).

Hyperglykämie:
Überzuckerung.

Hypoglykämie:
Unterzuckerung.

Insulin:
Blutzucker regulierendes Hormon.

Inulin:
Kohlenhydrat, das vom Menschen nicht verwertet werden kann, aber gutartigen Darmbakterien als Futter dient. Nicht zu verwechseln mit dem Hormon Insulin.

Katecholamine:
Oberbegriff für eine ganze Gruppe von munter machenden Neurotransmittern. Dazu zählen das Dopamin, das Noradrenalin und das Adrenalin.

Kohlenhydrate:
Energieträger in unserer Nahrung. Ihre Grundbausteine sind Zuckermoleküle. Kohlenhydratreiche Lebensmittel sind beispielsweise Nudeln, Kartoffeln Hülsenfrüchte, Getreide oder Brot.

Lipide:
Oberbegriff für Fette und fettähnliche Substanzen im Körper.

Lysin:
Aminosäure, Vorläufersubstanz des L-Carnitins, das wiederum den Eiweißstoffwechsel beeinflusst.

Nervenbotenstoffe:
Siehe Neurotransmitter.

Neuropeptide:
Eiweißverbindungen, die – wie auch die Neurotransmitter – Botenfunktionen im Gehirn übernehmen können. Sie sind noch nicht lange bekannt, viele von ihnen noch kaum erforscht.

Neurotransmitter:
Nervenbotenstoffe. Chemische Überträgersubstanzen, die helfen, den Spalt zwischen zwei Nervenzellen zu überwinden. Sie übernehmen den elektrischen Reiz und tragen ihn zur nächsten Nervenzelle weiter. Es gibt viele verschiedene Neurotransmitter mit den unterschiedlichsten Aufgaben. Einige putschen auf, andere wiederum machen müde und träge.

Oligo-Fruktose:
Siehe Fruktose.

Oligopeptide:
Zusammengekettete Peptide.

Parkinsonsche Krankheit:
Schüttellähmung. Bei der Parkinsonschen Krankheit sterben im Gehirn Dopamin produzierende Zellen ab, die für die Produktion von Bewegungsneurotransmittern zuständig sind. Gerät ihre Herstellung aus dem Gleichgewicht, klappt auch die Körper-Koordination nicht mehr: der Betroffene leidet an typischem Zittern und Steifheit.

Peptide:
Kurzkettige Eiweiße aus bis zu zehn Aminosäuren, die der Körper besonders gut verdauen und für seine Zwecke umbauen kann.

(L-)Phenylalanin:
Essentielle Aminosäure, die als Baustein für Neurotransmitter dient. Sie ist in Haferflocken, Eiern, Fisch und Fleisch enthalten.

Phosphatidylcholin:
Bestandteil der Zellmembranen (Zellwände). Ein Phospholipid, dessen Funktion ähnlich des Phosphatidylserins ist.

Phosphatidylserin:
Verbindung aus Phosphat und Serin, aus ihr sind die Wände der Nervenzellen aufgebaut. Sie ist damit ein Grundbaustoff für starke Nerven.

Phytochemicals:
Siehe Sekundäre Pflanzeninhaltsstoffe.

Positionen-Emissions-Tomographie („PET"):
Die Möglichkeit, Körperteile und Organe bildlich darzustellen. Dabei werden kurzzeitig radioaktive Substanzen gespritzt, die dann beispielsweise bestimmte Hirnbereiche je nach Durchblutungsgrad in unterschiedlichen Farben darstellen.

probiotisch:
Wörtlich: für das Wachstum. Probiotika sind Substanzen und Nahrungsmittel, die lebendige Darmkeime wie etwa Milchsäurebakterien enthalten und so das Gedeihen einer positiven Darmflora fördern.

Radikalfänger:
Synonym für Antioxidantien.

Sekundäre Pflanzeninhaltsstoffe:
Wirkstoffe aus Obst und Gemüse, die erst seit kurzem im Mittelpunkt der Forschung stehen. Typischerweise zählen hierzu die Stoffe, die Früchten und Gemüse Geruch und Geschmack geben. Einige von ihnen wir-

ken gefürchteten Krankheiten wie Krebs entgegen, andere werden von der Naturheilkunde sogar zur Behandlung von Krankheiten genutzt.

Serotonin:
Beruhigender Neurotransmitter,
Vorstufe des Melatonins.

Synapse:
Spalt und gleichzeitig Kontaktstelle zwischen zwei Hirnnerven.

Tryptophan:
Aminosäure, Vorstufe des beruhigenden Neurotransmitters Serotonin und von Melatonin. Beide fördern unter anderem den Schlaf.

Tyrosin:
Aminosäure. Schlüsselfigur und Ausgangssubstanz für eine ganze Reihe von Neurotransmittern. Der Körper kann Tyrosin selbst herstellen, braucht aber dafür die Aminosäure L-Phenylalanin aus der Nahrung.

INDEX

K

L

N

P

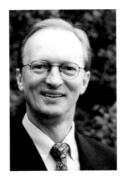
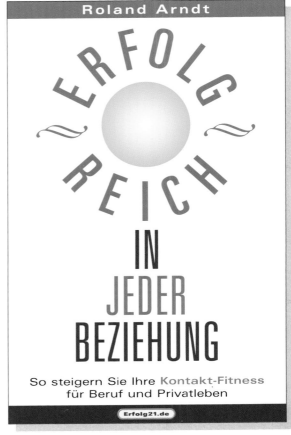